「健康常識」という大嘘

秀樹

宝島社

はじめに

人々が「当たり前」と思っている健康常識は少なくありません。

ただ、当たり前のように思われている健康常識の多くは、改訂されないままだったり、高齢者にはあてはまらないものが多いのは、老年医療に長年携わっているからこそ実感できることだと思います。

その昔、植物性マーガリンが身体にいいと信じられていたのですが、トランス脂肪酸が多く含まれているので身体に悪いと言われるようになりました。そして今では、それについても疑問の声が上がっているようです。

健康常識は改訂されるべきなのに、そのことが多くの人に知られていないのは珍しいことではありません。たとえばコレステロール値です。コレステロール値は低いほうがいいと思っている人は多いと思いますが、さまざまな疫学調査で、コレステロール値は高めのほうが長生きすることがわかっているのです。

このコレステロール値は、日本の医学界の問題点を浮き彫りにしてくれます。日本では臓器別診療が医学界のスタンダードです。内科というものがなくなり、循環器内科、呼吸器内科、消化器内科など臓器別に細分化されているのが日本の病院の現状です。

そのため、医者の言う身体にいいとか身体に悪いなどの基準は、実はある臓器にとっていいのか悪いのか、ということになります。

コレステロールは動脈硬化を進行させ、心筋梗塞のリスクを高めるため、循環器内科の医者にとっては「身体に悪い」ということになるのですが、ホルモン医学の立場からするとコレステロールは男性ホルモンや女性ホルモンの材料になり、若返りにつながる「身体にいい」ものです。免疫学者にとっても免疫細胞の材料になるためコレステロールは免疫力を高める「身体にいい」ものです。また、精神科の立場でもコレステロール値が高いほうがうつ病になりにくいことがわかっています。

そのため総体的に見れば、コレステロール値は高い人のほうが元気で長生きできる、ということになります。

数字というのは人間を惑わせる作用が強いようで、検査データに一喜一憂する人は珍しくありません。ただ薬を使ってそれを正常化した際に、薬によるメリットと副作用によるデメリットは、実はよくわからないのです。それらを知るためには、飲んでいる人と飲まない人の大規模な比較調査をすることが必要ですが、日本人を対象とした調査がほとんどないのが実態です。

超高齢社会の日本では、人口の3割近く、患者さんのおよそ6割が高齢者なのですが、さまざまな健康常識が高齢者にあてはまるのかどうかもわかりません。

東京都医師会も日本老年医学会も高齢期にはメタボ対策よりフレイル（加齢により肉体的、精神的に脆弱になること）対策を優先し、BMIの目標値を高齢者では高めに設定しています。また、各種調査でもやや太めの高齢者のほうが長生きすることが明らかになっています。若い人と違って、栄養が余る害より足りない害のほうが高齢者は大きくなるのです。

また、年をとると誰にでも動脈硬化が起こり、血管の壁が厚くなるため、血圧は高めの人のほうが活力は増します。実際100歳まで生きた人を研究したレポートでは、高血圧の人が多かったことも明らかになっています。

このように日本の健康常識の多くは時代遅れになっていて、とくに高齢者には役に立たないどころか身体に悪いことが多いのです。

今回、私が長年にわたり高齢者を診てきた経験やアンチエイジングに携わった経験から、健康常識のなかで「大嘘」と言っていいものを取り上げ、どう考えるべきかを提言しました。もちろん、本書の内容を信じるかどうかは読者の皆様にお任せしますが、これからの健康長寿に少しでもお役に立てたなら、著者として幸甚この上ありません。

2024年2月

和田秀樹

「健康常識」という大嘘　目次

はじめに　2

第一章　生活習慣の大嘘

健康常識　病気予防のためには日常的に食事制限　12
健康常識　肉食は身体に悪い　16
健康常識　塩分や糖分の摂取は控えめに　20
健康常識　高齢になったら運転免許は返納する　24
健康常識　高齢者の運転は危険　28
健康常識　健康長寿のためには禁煙　32
健康常識　外食は身体によくない　36
健康常識　アンチエイジングは食事から　40
健康常識　高齢になったら粗食を心がける　44

健康常識 子どもに頼らない自立した生活を 48
健康常識 運動を続けることで健康維持 52

第二章 認知症の大嘘

健康常識 認知症はつらく苦しい病気 58
健康常識 独居生活が認知症を招く 62
健康常識 認知症を予防するために脳トレ 66
健康常識 認知症の人はできるだけ在宅介護 70
健康常識 認知症になったら外には出さない 74
健康常識 仕事は早く引退する 78
健康常識 読書や音楽は脳の老化防止になる 82
健康常識 認知症になったら何もできなくなる 86
健康常識 認知症は早期発見・早期治療が大切 90

第三章 病気と薬の大嘘

健康常識 糖尿病治療にはインスリンが必須 96
健康常識 医者が処方した薬は必ず飲む 100
健康常識 がんは早期発見・早期治療 104
健康常識 コレステロール値は低いほうが長生き 108
健康常識 血圧は正常値まで下げる 112
健康常識 検査の数値は正常値に保つ 116
健康常識 予防薬を飲む 120
健康常識 糖質ゼロや糖質抜きは健康にいい 124
健康常識 老人性うつには精神安定剤や睡眠導入剤 128

第四章 医者選びの大嘘

健康常識 大学病院は最良の医療を受けることができる 134

健康常識 健康診断は定期的に受ける 138
健康常識 処方薬を勝手にやめてはいけない 142
健康常識 病気以外の不調も医者に健康相談 146
健康常識 AI診断など最新医療は信用できる 150
健康常識 担当医にはお礼の心付けが必要 154
健康常識 海外発の新薬、新技術は効果が高い 158
健康常識 病状に合わせて臓器ごとの専門医にかかる 162

第五章 老後生活の大嘘

健康常識 自宅で死ぬのが幸せ 168
健康常識 無病息災を常に心がける 172
健康常識 年相応の生き方を 176
健康常識 子どもや孫に財産は残す 180
健康常識 老いては子に従え 184

健康常識 何事にも謙虚に生きる 188
健康常識 一人暮らしでの孤独死は悲惨 192
健康常識 病老死は怖い 196
健康常識 終活はいいこと 200
健康常識 老後に備えて無駄遣いをしない 204

装丁／小口翔平＋村上佑佳（tobufune）
本文デザイン＆ＤＴＰ／ユニオンワークス
編集協力／早川満

第一章

生活習慣の大嘘

健康常識

病気予防のためには日常的に食事制限

好きなものを食べたほうがいい

次々と新たなダイエット本が登場して、新奇なやせ方を紹介しています。それがテレビの情報番組などで毎日のように取り上げられているわけですが、そのほとんどは医学的、科学的データに基づいたものではありません。このような出版や放送のあり方には大きな疑問を感じています。好きなもの、とくに糖分を我慢すると脳に十分なブドウ糖がいきわたらず、脳の機能が衰え、端的に言ってしまうとバカになる。実はメディアがダイエットを勧めるのは、愚民化政策の一環ではないかと陰謀論めいたことまで感じてしまいます。

40歳以上になると特定健康診査、いわゆるメタボ健診が実施されます。糖尿病や高血圧、脂質異常症などの生活習慣病を早期に見つけ、異常がある人には保健師や管理栄養士などによる保健指導を行い、これによって生活習慣病を改善し、ひいては心筋梗塞や脳卒中などを予防することが狙いといわれています。しかし現実には、**さまざまな研究で「小太りの人のほうがやせ型の人よりも長生きする」という結果が出ています**。アメリカなどでは、歩けなくなるほど太ってしまい食事での栄養摂取を制限する手術を行うような人もいますが、日本でそんな人はまずいません。それなのにわざわざ国が先導してまでやせさせることの必要性はまったく感じられません。

50歳の見た目のまま120歳まで生きる

フランスのアンチエイジング医学の権威クロード・ショーシャ博士は、**老化を遠ざけて若返るためには「身体の酸化」を避けなければならないと言います。**身体の酸化とは細胞の炎症、つまり細胞を包む細胞膜に傷のできた状態のことであり、がんの原因になることさえあります。年齢を重ねると、人によって程度の差はあれども細胞の炎症は必ず起こるのですが、ショーシャ博士は「細胞の炎症を極力抑えることで、50歳の見た目のまま120歳まで生きることも可能」と言います。

炎症を最小限に抑えるためには、細胞が必要とする栄養素をきちんと送り届けて、炎症が起きても速やかに修復できるようにしなければなりません。**そのためには意識して抗酸化物質の豊富な食品を摂ることが大切です。**

抗酸化物質の代表はβカロテン（ビタミンA）、ビタミンC、ビタミンEなどのビタミン類と、亜鉛やセレンなどのミネラルです。

ビタミンAはニンジン、ブロッコリー、ホウレンソウなど色の濃い野菜に多く含まれ、玄米や大麦などに含まれるビタミンEや、肉類や卵に含まれるセレンと一緒に摂ることで細胞膜を炎症から守る働きをします。

野菜や果物に含まれるビタミンCは免疫系を活性化します。牡蠣や豚レバー、小麦胚芽などに含まれる亜鉛は、活性酸素除去酵素などさまざまな体内酵素をつくるのに関わっています。他にはトマトに含まれるリコピンや、赤ワインやチョコレートに含まれるポリフェノールなどが代表的な抗酸化物質です。

これらを参考にしつつ好きなものを食べるようにすると、その食事の快感が免疫力のアップにつながります。**食事制限ではなく、好きなものを食べることで、認知症もがんも避けられるのです。**それでも長年の習慣から、好きなものを好きなように食べることを不安に感じる人がいるかもしれません。そういう人は毎日食べたものをノートなどに書き留めておくとよいでしょう。そうすれば「身体がだるい」「なんとなく気持ちが悪い」などの感覚があった時に、直前に食べたものをチェックすることができます。身体の調子が悪い時というのは知らないうちに体内で酸化が起きているサインですから、「これを食べた翌日は身体がだるくなる」とわかれば、自分の体質に合わない食品を避けることができます。

健康常識

肉食は身体に悪い

肉を食べればあらゆる意欲がアップ

厚生労働省の調査によると、現在70歳以上の日本人のおよそ5人に1人がタンパク質不足などで「新型栄養失調」の状態にあるといわれています。高齢者は**肉を控えた野菜中心の食事が身体にいいと思い込まされた結果、タンパク質が不足してしまったというわけです。**

しかも、粗食は免疫機能に悪影響を及ぼすため、風邪をひきやすくなったり、うつ状態にもなりやすい。日本の死因トップであるがんの発症率も高まります。

欧米化してきたといわれる日本人の食生活ですが、それでも一日当たり100グラムほどしか肉を食べていません。一方、アメリカ人は一日300グラムほど食べています。このくらい食べているなら、その量を減らすことで肥満や動脈硬化を抑制して虚血性心疾患を予防しようと考えるのもわかります。しかし、一日当たり100グラム程度しか肉を食べない日本人で、ましてや食の細くなっている高齢者となれば、もともと少ない肉の摂取量をさらに減らすことになってしまいます。

かつて一般的だったご飯、メザシ、納豆、漬物、味噌汁といった食生活だと、タンパク質が少ないために血管がもろくなり、少し血圧が高いだけで血管が破れます。

高血圧よりタンパク質不足のほうが問題で、日本で脳卒中など脳血管疾患が死亡者数のトップだった70年代あたりまでは150㎜/Hg程度の血圧で脳出血を起こした人が多かったようです。しかし、動物性タンパク質の摂取量が増えた今は、この程度の血圧で脳出血を起こすことはほとんどありません。

脳卒中減少の裏にタンパク質あり

秋田県では昭和60年代まで脳卒中が死因のトップでしたが、これも塩辛い漬物とご飯が中心のタンパク質の少ない伝統的な食生活が大きな原因でした。その後、減塩運動が進められると脳卒中が減少しました。そのため減塩の効果ばかり強調されますが、同時期にタンパク質の摂取量が飛躍的に増えたことも見逃してはいけません。また、タンパク質が不足していた頃の秋田県は他県との比較で自殺による死亡が目立って多かったのですが、これも近年は減少傾向にあります。**肉類を多く摂取するようになったことでセロトニンや男性ホルモン（テストステロン）が増え、うつ状態に陥りにくくなっている面があるのだろうと考えられます。**テストステロンは活力の源で、行動意欲に大きく関わっていきます。

肉に多く含まれるトリプトファンはセロトニンの材料になり、コレステロールは脳にセロトニンを運ぶ役割とともに、テストステロンの材料にもなります。

肉などの動物性タンパク質の代わりに、大豆製品などの植物性タンパク質を摂ればいいじゃないかという意見もよく聞かれます。

なかでも納豆は健康食として人気で、毎日欠かさずに食べている人も多いようです。たしかに納豆は、筋肉などの組織をつくる「タンパク質」、主要なエネルギー源となる「炭水化物」、神経組織の材料でエネルギー源にもなる「脂質」、酸素の活性化を抑制する働きのある「ビタミン」、歯や骨などの骨格をつくり人体の機能調節や生命維持に欠かせない「ミネラル」といった5大栄養素のすべてが含まれる優れた健康食品です。

ただし、**動物性タンパク質と植物性タンパク質では、含有する必須アミノ酸のバランスや体内での吸収率が異なります。**動物性タンパク質の多くは必須アミノ酸9種類をすべて含んでいますが、植物性タンパク質ではその一部が不足しています。また、植物性タンパク質は体内での吸収率がやや低く、コレステロールもあまり含まれていないため、動物性タンパク質が必須と言えるのです。

健康常識

塩分や糖分の摂取は控えめに

足りないほうが害は大きい

血圧が高い人は、決まったように医者から「塩分控えめ」を忠告されて、真面目な人はそれを頑張って実行します。血圧を測定するたびに数値が下がって医者からほめられれば、それを励みにして、ますます塩分を摂取しなくなったりもします。

私の知人のお父さんも、医者のアドバイスを守って塩分の量には過敏なほど反応し、奥さんが時間をかけてつくった煮魚もタレを洗い落としてから食べていたといいます。そのような暮らしを続けていた結果、血圧はずっと抑えられていたそうですが、ある時、気分が悪くなり、ひどい頭痛で入院してしまいました。検査をしたところ、頭痛の直接の原因かは定かでないものの「低ナトリウム血症」であることがわかりました。

低ナトリウム血症とは血液中のナトリウム、つまりは塩分の濃度が低くなった状態を言います。ナトリウムには体内の浸透圧を調節したり、神経や筋肉を正しく機能させたりする役割があって、**体内のナトリウム濃度が下がると最初は軽い疲労感があり、重症化するとけいれんを起こしたり、昏睡状態に陥ることもあります。**

近年増加の一途にある熱中症も、その多くは低ナトリウム血症によるもので、夏の暑い日に塩分を補給することなく水分ばかりを摂っているとひどいめまいに襲われたりするのはそのためです。

軽度の糖尿病でも長生きなアジア人

塩分と並んで悪者にされがちなのが糖質です。しかし、脳を働かせるためにブドウ糖は欠かせません。元気な子どもでも「朝ごはんを抜くと学校の成績が下がる」といわれるのですから、高齢者でブドウ糖が不足すればなおさら頭が働かなくなります。糖質を摂取する場合に、パンとごはんのどちらがよいかはきちんとした研究やデータがないのでわかりませんが、どちらも糖質を摂るための大切な食べ物です。

「いつも和食だから自分は健康的だ」と言う人がよくいます。納豆や豆腐のような大豆製品、魚、海藻、キノコ、野菜類をたっぷり使ったお惣菜は健康的で、それらをおかずにして食べる炊きたての白米は本当においしいのですが、食べすぎると血糖が下がりにくくなる「インスリン抵抗性」を起こす原因になります。どの程度が多食になるかは人それぞれですが、**和食は肉類のおかずが少なく、タンパク質や脂質をあまり摂れないため、「健康にいい」と信じすぎるのもどうかとは思います。**

さまざまな研究から、アジア人は欧米人と比べて糖尿病にかかりやすいことが指摘されていて、その理由が白米の摂取量にあることもわかっています。2012年にハーバード公衆衛生大学院のチームが、日本、アメリカ、オーストラリア、中国の4カ国で行なった計35万2384名分の研究報告を分析した結果を発表していて、それによると一日当たりの白米摂取量が茶碗1杯増えるごとに糖尿病のリスクは11%上昇することが明らかになっています。しかし、それなのにアジア人のほうが寿命の長いことは忘れてはなりません。**年をとるほど「栄養が余ること」よりも「足りないこと」の害のほうが多くなるのです。**中高年になればタンパク質や脂質を積極的に摂ることが大切で、ご飯やパン、麺類などの炭水化物の摂取量は、タンパク質や脂質を増やすことで相対的に減らしていくことが健康のためにいいと思います。

作家の幸田露伴は食通としても有名で、味の好みにうるさく、舌に合わないものを供されると「俺は、掃き溜めではない」と激怒したそうです。その一方で「食べ物というのは、**うまいと思って食べれば栄養になる。まずいと思って食べれば決して滋養にはならない**」とも言っています。

こうした心得は、とくに高齢者にとって参考にすべきものでしょう。

健康常識

高齢になったら運転免許は返納する

自動車の運転は続けるべし

高齢者を対象に、車の運転を続ける人と免許返納した人に分けて分析した研究によると、運転をやめた人が要介護になるリスクは2～8倍にもなるといいます。

免許を返納して運転をしなくなると行動範囲が縮小してしまいます。これによって足腰の筋力が低下するとともに、社会的な交流が制限されるため、脳の働きまでも衰えてしまいます。亡くなる直前まで車を乗り回せとは言いませんが、**元気なうちは老化予防のために自動車の運転は続けたほうがいいでしょう。**

とはいえ年齢を重ねれば、どうしても身体の機能は衰えてくるので、それなりの対策は必要です。たとえばサポカーへの切り替えです。サポカーとはセーフティ・サポートカーの略で、アクセルとブレーキを踏み間違えた時の加速抑制装置や、衝突軽減のための自動ブレーキなどを備えた車を言います。自動車事故の専門家に話を聞くと、事故を防げるかどうかは「ブレーキを踏み込む力」に依拠するそうですから、サポカーに乗ることで一定の事故回避効果が見込めるでしょう。

運転を続けることと同時に、自分で洗車することもお薦めです。高齢になると「車の汚れが気にならなくなった」という人が増えます。恰好をつける必要がないし、洗車は面倒だからという気持ちはわかりますが、それでもフロントガラスを磨いておくことは事故防止に役立ちますし、何よりも洗車はいい運動になります。日光を浴びながら洗車をすれば、脳が活性化して認知症の予防にもつながります。都会では公共交通機関が発達しているため、もともと運転していない人も多いのですが、地方で免許を返納してしまうと外出する回数が激減してしまいます。地方では大型ショッピングセンターが地域の中心になっていることが多く、車があればそこへ出かけていって、知人に会って話すこともできます。また敷地が広大なので、駐車場から入り口まで歩いたり、いろいろな店を回ったりするだけでもけっこうな運動になるので、それらを日常的に行うことが脳の活性化に役立ちます。

高齢者の運転は安全で安心

新型コロナの自粛期間中には高齢者が家に閉じ込められることになり、そのせいでフレイル（心身が衰え、ストレスに弱くなること）や要介護になる高齢者がかなり増えました。そういったことを避けるためにも自動車の運転は大切です。日本では高齢者による暴走事故がさも重大事のようにいわれますが、日本よりもずっと高齢ドライバーの多い欧米で高齢者の暴走事故がことさらに話題となることはありません。それどころかクリント・イーストウッドの映画『運び屋』では「運転が確実だから」という理由で90歳の老人が運び屋をする姿が描かれています。**アメリカでは老人の運転は安全だと思われているわけで、日本でもそれは基本的に同じはずです。**

高齢者が事故を起こすと、すぐに他の高齢者まで免許を返納しろといった話になりますが、高齢者の事故は滅多にないからニュースになるのであって、実際に暴走事故を起こす割合で言えば、高齢者よりも若者のほうがずっと多いのです。それなのに高齢者の暴走ばかりが問題視されることの裏には、きっと「老人は家で静かにしていろ」という一種の偏見があるのでしょう。それを真に受けて免許を返してしまったら、あとは要介護まっしぐら。そんな事態を避けるためにも運転はできる限り現役で続けてください。**身体の衰えを自覚し始めた場合でも運転をすべてやめるのではなく、運転する機会を自分で限定すればいいのです。**視力に自信がなくなってきた人なら「夜は運転しない」。とっさの時の俊敏な対応に自信がないのなら「人が通る道ではブレーキが遅れても停まれるくらいのスピードで走る」といった具合です。

健康常識

高齢者の運転は危険

加齢以外の事故の原因のほうが問題

テレビなどで報道される高齢者による自動車運転時の事故の多くでは、「普段は安全運転だったのに、その日に限って暴走してしまい、事故の時だけ状況をよく覚えていない」という〝原因〟がよく聞かれます。「問題なく運転していた人が突然暴走した」と聞いた時、私のような高齢者の精神医学に携わっている人間はまず「意識障害」を疑います。

意識が朦朧《もうろう》としていても身体は起きている状態だから、訳のわからない運転をしてしまう――。その時にたまたまアクセルを踏んでしまうと暴走になるし、方向感覚がわからなくなれば逆走になる。今はほとんどの自動車がオートマチックなので、ドライバーが意識障害を起こしていても運転はできてしまいます。

では**意識障害の原因は何かと言えば、薬の副作用の可能性が大きいように思います**。年をとると血糖値のコントロールがうまくいかなくなるので、ちょっと強めの糖尿病の薬を飲んでいると血糖値が下がりすぎて意識障害を起こしてしまいます。あるいは前夜に飲んだ睡眠薬が身体に残って頭がボンヤリしたままになったり、塩分を控えすぎて低ナトリウム血症を起こすケースもあるでしょう。

2019年に池袋で元通産省技官の方が起こした事故についても、私が関係者だったなら、日頃から服用していた薬を確認したうえで、その薬を処方された際に医者から「運転に注意を要する薬」との警告を受けたかを調べるでしょう。パーキンソン病の治療を受けていたとの報道もありましたが、そこで使われる薬の多くは「運転禁止薬」です。その時に医者からのきちんとした説明がなかったとなれば、医者の責任を問うべきです。

自動車の運転の可否に関係する薬には「運転禁止薬」と「運転に注意を要する薬」があり、運転禁止薬については「これを飲んでいる時は運転してはいけません」などと医者は伝えます。しかし運転に注意を要する薬については、「運転は控えてください」ぐらいのことは言っても（これもあまりやっていないようですが）、その危険性まできちんと説明する医者はほとんどいません。運転中に頭がぼんやりするケースがこれまでにあった人は、普段飲んでいる薬の見直しをするべきです。

事故を避けるには免許返納よりも薬を減らせ

運転禁止薬の代表的なものとしては、反射運動能力の低下や眠気などを招く精神安定剤や、幻覚やせん妄を起こしやすいパーキンソン病治療薬。催眠作用を招くものには、風邪や花粉症などの薬に含まれる抗ヒスタミン薬、ステロイド、H2ブロッカーと呼ばれる胃腸薬など。尿漏れなどを防ぐための排尿障害治療薬や抗生物質にも、めまいなど視覚障害のおそれがあります。**それ以上に問題なのは、血圧や血糖値を下げる薬のほとんどが運転注意薬であることです。**

ところが日本のテレビ局はスポンサーである製薬会社に忖度《そんたく》してか、加齢による衰えばかりを事故の原因だとして、絶対に薬のせいだとは言いません。しかし、**高齢者による突発的な事故を減らすためには、免許返納ではなく「高齢者に薬を飲ませすぎるのは危険」という議論から始めるべきです。**

若者の暴走族のような意図的な行為の結果として起こる事故なら厳罰化で防ぐこともできるでしょうが、高齢者の事故のほとんどがそうではありません。普段なんの問題もなく運転できていた人が突然の意識障害によって事故を起こすのであれば、まずそういう状態にさせないことから考えていかなければなりません。あるいは車の自動運転を一刻も早く普及させるよう、国を挙げて法整備や技術開発に取り組むことです。

健康常識

健康長寿のためには禁煙

喫煙でストレス解消して健康的になるケースも

「タバコは健康に悪い」というのは世界的な常識とされ、今ではタバコがまるで社会悪であるかのように徹底的に排除されています。喫煙者への風当たりの厳しさは、タバコを吸わない私から見ても少し気の毒になるほどです。

私の友人の祖父は82歳で肺がんが見つかって、医者からは「もう手遅れで手術もできない」と宣告され、家族は「がんが進行してはいけないから」といってタバコを取り上げました。がんと知ってショックを受けていたところに、ずっと嗜《たしな》んできたタバコまで取り上げられて、その人はうつ状態になってしまったそうです。しかしある時「タバコが原因でがんになることはあっても、タバコのせいでがんが進行するわけではない」と開き直り、再びタバコを吸い出しました。すると見違えるように元気になり、結局タバコを吸い続けて92歳まで生きました。

医学者の養老孟司先生は相当な愛煙家で、対談した際も「世の中は理屈どおりにいかないと思っているから、医者の言うことも聞かないんだよ」と言ってタバコをスパスパ吸っていました。養老先生に限らず、かなりのヘビースモーカーでも100歳まで生きる人はいますし、非喫煙者でも肺がんで亡くなる人はいます。

そうであれば**無理やりやめてイライラするよりも、気分よくタバコを吸っていた**

いという選択はあっていいと思います。がんになるかどうかはくじ引きのようなものので、当たりを引いて長生きするのか、はずれを引いてがんになるのかは、現在の医学では誰にもわかりません。

肺がんが増えるタバコ以外の理由

かつて日本人の肺がんは、ほとんどが扁平上皮がんといわれるものでした。しかし、喫煙率が下がり出してから10~15年が経つと扁平上皮がんはおよそ3分の1まで減りました。こうして見るとタバコと扁平上皮がんの発生に関連があるのは確かなようです。ところが日本の肺がん患者は、喫煙率が男性で以前の3分の1に下がっているのに、むしろ増えています。増えているのは腺がんといわれるものです。

一般的に扁平上皮がんは、肺の中でも口や鼻につながる太い気管支から近い箇所に発生します。一方の腺がんは、肺の奥に発生するケースが多くなります。

このことから、がんの原因物質のうちでも粒子の大きいものが気管支で引っかかって扁平上皮がんの原因となり、粒子の小さいものが肺の奥まで運ばれて腺がんを引き起こしていると考えられます。扁平上皮がんの発症要因の多くがタバコによるものだとすると、では腺がんの発症要因は何か。おそらく粒子の小さな大気汚染によるものでしょう。日本の工場などから排出される煤煙は以前よりずっと削減されているので、大気汚染の原因としては中国から飛んでくるPM2・5と呼ばれる微粒子か、あるいは自動車から発生する排気ガスが考えられます。

タバコについては社会から徹底排除し、あるいは禁煙治療の一部を保険適用にするなどしたことで、扁平上皮がんの減少という一定の成果が出ています。そのうえで、さらに肺がんを減らすには、**受動喫煙の問題を槍玉に上げるよりもPM2・5や自動車の排気ガスを減らす方法を考えたほうが実効性は高いはずです。**

喫煙者に厳しい対応をしてきたのと同様に、中国に対してはPM2・5の規制を強く働きかけるべきですし、自動車も、排気ガス自体は規制によって減少傾向にありますが、それでも人口が多いところでの渋滞を解消するために道路工事の時間帯を指定したり、信号機のパターンを工夫するなどの総合的な施策があっていいでしょう。なんとなく世間のムードに流されて禁煙ばかりを言うのではなく、もっと正確なデータに基づいた、合理的かつ柔軟な判断を政治には求めたいものです。

健康常識

外食は身体によくない

ランチだけでも外食するべき

「外食ばかりでは栄養が偏って身体によくない」ということが当たり前のように言われています。たしかにそういう面はあるでしょう。それでも高齢者は、ランチだけでも外食にしたほうがいいと思います。外食のために外へ出かける習慣が身につけば、店まで歩くことが運動になります。外へ出れば知人と会って話す機会も増えるでしょう。「今日はどこで何を食べようか」と考えることは生きる意欲にもつながります。毎日3食自炊では、料理することにも自分なりの味付けにも飽きてしまって、つい投げやりになってしまうこともあるでしょう。リタイアした後なら、働いていた時には行けなかった行列のできる店にゆっくりと並ぶ時間的な余裕もできます。そうして新しいことに挑戦すれば、脳の活性化にもつながります。

自炊でいろいろな食材を用意して調理するのはなかなか大変で、どうしても決まった献立になりがちです。それが外食なら、今はいろいろな店がありますから、さまざまな食材が摂取できるような店選びをすることもできます。

外食においては、食品添加物の問題もいわれます。たしかに食品添加物にはなんらかの害もあるでしょう。しかし、それが健康被害として表れるのは10年後、20年後のことですから、年をとってからだとあまり気にするようなことでもありません。

「食品添加物でがんになる」といっても確率的には1万分の1とかその程度ですし、すぐに身体に害が出るほど毒性の強いものは、そもそも認可されません。

どうしても栄養の偏りが気になるのであれば、朝と夜の食事を自炊してバランスを取ればいいのです。

ラーメンは高齢者向きの健康食

ランチ外食でとくにお薦めしたいのが、こだわりのラーメン店です。今の人気ラーメン店は、スープの出汁《だし》をとるために10種類以上もの食材を使っている店が珍しくありません。トッピング類も豊富にそろっていたりするので、一度にいろいろな食材を摂ることができます。またチャーシューメンにすれば、高齢者に不足しがちな肉類も一緒に摂ることもできます。ラーメンは身体に悪いと言われがちですが、**むしろ高齢者にとって、こだわりのラーメンは健康食と言ってもいいのです。**

逆にソバはあまりお薦めできません。「ソバは健康食」と言われていて、たしかにソバ粉自体は健康的な食べ物です。とはいえソバ一杯で使われる食材はさほど多くなく、「いろいろな食材を摂るべき」という点においてはやや物足りません。

また外食には「お金を使う」という楽しみもあります。「老後2000万円問題」などといわれるなか、将来の介護不安などいろいろなお金の問題があるのは事実です。しかし、要介護状態になったとしても実際にはさほど費用はかかりません。それに将来の心配ばかりをして我慢することは脳にも身体にもよくありません。外食に限ったことではなく、「孫にプレゼントしよう」とか「たまには夫婦水入らず、旅行でもしよう」と有意義にお金を使うことは、とてもワクワクして脳への刺激をもたらします。

日本では伝統的に「我慢は美徳」との考え方がありますが、脳機能と免疫力の点からみると、我慢はまったくお薦めできません。コロナ禍でも顕著だったように、強く自粛することでやる気を失ってしまうことが多々あるからです。

初めての店へ入ったものの、まったくおいしくなくて「失敗した」と思うこともあるでしょう。その時も「お金を損した」と嘆くのではなく、失敗を楽しむくらいの軽い気持ちでいるようにしましょう。毎日が挑戦であり、実験だと思えば、それが生きがいにもなります。

健康常識

アンチエイジングは食事から

男性ホルモン補充療法で若返る方法も

アンチエイジング（老化予防）でカギを握るのは「意欲」を持続させることです。「ずっと活動的でいたい」「異性にモテたい」――そのような気持ちが若々しさを保つためには大切です。

「意欲」に関わってくるのが男性ホルモン（テストステロン）です。女性は加齢によって女性ホルモンが減少する時期くらいから、逆にテストステロンが増えてくるので、それほど心配する必要はありません。高齢の女性に元気な人が多いのもテストステロンの影響が多分にあります。しかし、男性の場合は年齢とともにテストステロンが減ってくるので、その維持を心がけることが必要です。

テストステロンの減少を抑えるには、肉を食べることが有効です。現代の日本人の外見は、数十年前に比べて圧倒的に若返っているように感じられますが、これも肉をたくさん食べるようになったことと無関係ではありません。

漫画『サザエさん』に登場するサザエの父親・磯野波平は、原作では54歳の設定です。昭和の時代に54歳の男性と言えば、彼のような風体が一般的だったのです。

ところが２０２４年の時点で54歳というと、お笑いタレントの岡村隆史さんや、女優で歌手の中山美穂さんなどが同級生にあたります。今の感覚からすると岡村さんや中山さんが54歳であることよりも、波平が54歳であることに違和感を覚える人のほうが多いでしょう。この数十年における日本人の生活様式や環境の変化は、日本人に多大なアンチエイジング効果をもたらしたのです。

男性ホルモン補充療法で若返る

改めてアンチエイジングに取り組もうという時、**食事からのアプローチでは効果が表れるまでに時間がかかります。**手っ取り早い方法としては、テストステロンを注射したり塗ったりして体内に取り入れる「男性ホルモン補充療法」があります。**男性ホルモン補充療法は海外だと更年期障害の治療や若返りを目的として積極的に取り入れられ、アメリカでは約８００万人が行っているともいわれます。**

男性ホルモン補充療法により筋肉はつきやすくなり、代謝が活性化して脂肪がつきにくくなり、認知機能向上などの効果が見込めます。

しかし日本では、「ホルモン注射は危ないのではないか」と、これを敬遠する人が少なくありません。たしかに男性ホルモン補充療法には、すでに前立腺がんのある人はそれを大きくするなどのリスクも多少はあります。ですが、前立腺がんのない人に発症させることはありませんし、事前に前立腺がんの腫瘍マーカーを検査することでがんを大きくするリスクも防ぐことができます。体内に足りなくなった男性ホルモンを補充する療法は、何歳になってもやることが可能で、90歳で車いすでの富士登山に成功した三浦雄一郎さんは今でもこの治療を行っているそうです。

テストステロンは筋肉増強剤の一種とされていて、スポーツ選手が男性ホルモン補充療法を行えばドーピングになりますが、私たちがテストステロンを注射しても問題はありません。**選択肢の一つとして考えていいでしょう。**

身体機能だけでなく知的機能でも若々しさを保ちたいという欲求も、多くの人にあるでしょう。その場合は読書をするなどインプット型の勉強をすることよりも、人と話したり、文章を書くなどのアウトプット型の勉強が大切になります。

人間の脳で最初に老化し、もっとも機能が低下するのは前頭葉です。前頭葉の機能が衰えると日常生活がルーティン化したり、感情のコントロールが難しくなったり、意欲が衰えたりしますが、アウトプットを行うことで前頭葉が鍛えられます。**なるべく外出して、人と会話をする。これが若々しい知能を保つための秘訣です。**

健康常識

高齢になったら粗食を心がける

しっかり食べて免疫力アップ

現在、日本国内における死因はがんがもっとも多く、厚生労働省による2022年の統計では38万5797人が、がんで亡くなっています。

がんがなぜ発症するかについてはさまざまな説がありますが、いずれにしても毎日体内に発生する、がんになるかもしれないできそこないの細胞を撃退するうえで、免疫の力は欠かせません。ストレスのある生活を続けていれば、免疫力は間違いなく低下して、健診の数値がすべて正常でも急にがんになってしまう可能性は決して少なくありません。

免疫力アップに効果的なのは好きなものを食べることです。同じものばかりを過剰摂取するフードファディズム（食べ物の健康への影響を過信すること）は、慢性型アレルギーを発症して身体の酸化を招くリスクがあります。私もかつて「海藻やソバがよい」と世間でいわれるのを聞いて、意識してたくさん食べていたら、逆に海藻やソバの慢性型アレルギーになってしまいました。

食物アレルギーが人によって異なるのと同じで、身体にいい食べ物も人によって異なるのです。だから自分の身体や脳が欲するサインに素直に応じて、食べたいものを食べるほうがいい。一般的には身体に悪いといわれるカレーや牛丼といった高カロリーの食事も、無理に避ける必要はありません。

私が新型コロナ陽性でも発症しなかった理由

私は新型コロナ禍に3回の陽性判定を受けましたが、いずれも無症状でした。高血圧、糖尿病、心不全を抱えていて、年齢も60歳を超えています。コロナ発症リスクがもっとも高いとされる条件を満たしていたにもかかわらず、なぜ無症状だったのかと言えば、免疫力が強かったからでしょう。**医者の言うことを聞かないで、血圧が高くても好きなワインを飲み、おいしいものを食べていた。そんな生活こそ免疫力を高めるのだろうと、自らの体験から確信しています。**

高血圧や心不全、糖尿病の人が、新型コロナの発症リスクが高いとされたのは、逆に普段からいろんな薬を飲み、節制をしていたことで、さまざまな免疫力が落ちてしまっていたからではないでしょうか。好きなことを我慢しているせいで、さらに免疫力が落ちていたところに新型コロナに感染すればひとたまりもない。これはがんに関しても同じようなことが言えるのだろうと思います。

食事については、脳に栄養をいきわたらせるため、とくに朝食をしっかり食べてください。一般的に朝食と昼食の間は4時間程度。昼食と夕食の間は7時間程度の間隔ですが、夕食から朝食までは約12時間もあります。そのため朝は、低血糖を一番起こしやすい時間帯なのです。ブドウ糖が不足した状態は脳の働きを鈍らせて、記憶力などの認知機能において大きなマイナス要因となります。脳はものすごくたくさんのエネルギーを消費しますから、食事の間が空いてブドウ糖が不足している脳には、できるだけ早くエネルギーを補給する必要があります。

動脈硬化など生活習慣病の予防が大事なのは50代まで。**60代からはむしろ老化を防ぐために食事でしっかりエネルギーを補完するべきで、なかでも意識したい栄養素がタンパク質、脂質、亜鉛です。**

タンパク質は筋肉の衰えを防ぐとともに、タンパク質に含まれるアミノ酸の一種であるトリプトファンは幸せホルモンと呼ばれるセロトニンの材料になり、幸福感を呼び込みます。脂質に含まれるコレステロールは性ホルモンの材料となり、牡蠣やニンニクに含まれセックスミネラルとも呼ばれる亜鉛は元気の源となります。美容面でも、タンパク質や脂質は肌や髪の弾力とツヤに直結します。

健康常識

子どもに頼らない自立した生活を

できないことは無理せず公的サービスを頼る

「なるべく子どもたちの世話にはなりたくない」「できるだけ人の手を煩わせたくない」と考える高齢者はたくさんいます。もちろん「一人でできるうちは他人の手を借りない」というのは立派な心がけで、あえて否定するつもりはありません。

しかしいずれは、どうしても一人での生活がままならない段階を迎えます。**足腰などが弱ってきたなら無理をせず、人に頼る生活へとシフトしていきましょう。**

その時は、素直に子どもや周囲の人たちを頼るのです。「一人で歩くのが怖いから、病院に付き添ってほしい」と子どもに頼んだり、「買い物に行くならついでに私の分も買ってきてほしい」と近所の人に頼んでみる。人に頼った時、代わりに自分には何ができるかを考えておけば、スムーズな関係を続けられるでしょう。

どうしても子どもに迷惑をかけたくないというのなら、公的な福祉サービスを利用する手もあります。社会人としてきちんと納税してきたのだから、福祉サービスを利用することは当然の権利です。**自分が払ってきた税金をサービスで返してもらっているのだと考えれば、福祉サービスの利用も自助努力の範疇です。**

２０００年４月からスタートした介護保険制度は、家族だけで対応できなくなった高齢者介護を社会全体で支えていこうとする制度で、さまざまな介護サービスが用意されていますから、無縁介護に陥らないためにもぜひ活用したいシステムです。

ところが、せっかくの介護制度の仕組みがあまり知られていません。多くの人は介護を受ける当事者にならないと関心を持たないうえ、制度自体がわかりにくいですし、日本人の気質として行政に頼ることをよしとしない傾向があるのでしょう。しかし年金と同様に、40歳になれば多くの人が介護保険料を納めているのですから、必要になれば恥じることなく堂々と請求してください。

介護保険を積極的に利用しよう

介護保険で受けられるサービスの一つにデイサービスがあります。完全無料ではなく1~3割の自己負担になりますが、日帰りで施設に行き、入浴や食事の提供、機能訓練などを受けられて、たとえば要介護3と認定されれば週3回程度の利用ができます。自宅の狭い浴室で介護してもらいながら入浴するのは大変ですが、デイサービス施設なら専門スタッフが安全な状態で入浴させてくれます。認知症の進行を防ぐ訓練やリハビリなども必要に応じて受けられますし、同年代の利用者と絵や歌、ゲームなどを楽しむレクリエーションも用意されています。

介護保険制度における介護サービスは、あくまでも保険であり、介護サービス事業者と利用者の契約によって成立しています。**基本的には健康保険と同じようなシステムですから「介護をお願いして申し訳ない」と遠慮する必要はありません。**病院の受診料が1～3割負担で済むことと意味合いは同じですから、当然の権利という認識を持つことが大切です。

要介護認定を受けるためには医者による意見書が必要になります。意見書とは身体の不自由度や認知症の進行具合などに関して医者の所見を記したもので、主治医、またはかかりつけ医に自分がどの程度の状態かを診てもらい、これが要介護度を判定する際の資料になります。介護保険は基本的に地域密着のサービスですから、できれば介護保険に理解のある自宅近くのかかりつけ医を早いうちに見つけておくといいでしょう。日頃の健康状態を知っている医者なら診断が的確ですし、要介護認定がスムーズに進むよう配慮してくれるかもしれません。大学病院など専門医療中心の病院は、介護保険やそのサービスにはそれほど詳しくない場合もあるので、高齢者をたくさん診ている地域の病院やクリニックがお薦めです。

健康常識

運動を続けることで健康維持

過度な節制や運動でかえって健康を損ねるケースも

日頃の運動は大切ですが、激しすぎると体内に活性酸素を増やすことになり、老化の促進につながるおそれもあります。スポーツジムの利用者データを見ると、もっともよく利用している層は60代で、次が70代だそうです。しかし、そこであまり無理をすると、かえって筋肉や腱を痛めることになりかねません。

　スポーツジムに通う場合はプールのあるところを選ぶといいでしょう。泳ぐためというよりも、**水中でのウォーキングが高齢者にとって最適の運動になるからです。**水中では浮力が働くので、自らの体重による負荷がかからず、膝や腰を痛めることがありません。その意味では地上をウォーキングするよりも優れた運動です。

　また水中では、水の冷たさが刺激となって身体が体温を維持しようとします。すると体温調節機能の衰えを防ぐことができるうえに新陳代謝もよくなります。水中にいるとそれだけでリラックスできる効果もあります。「この歳になってスポーツジムなんて」などと遠慮せず、ぜひとも水の中を歩く快さを味わってください。

　適当なスポーツジムが近所になければ、毎日散歩をするだけでも高齢者にとっては十分な運動になります。日光を浴びながら戸外を歩けば骨粗鬆症《こつそしょうしょう》の予防にもなるし、気分が晴れてうつ症状も避けられます。

毎日の家事で認知症リスクが低減

家事を積極的にやってみることもお薦めです。大した運動量とは感じないかもしれませんが、料理や掃除、買い物など日々の作業もなるべく筋肉を使うよう心がければ相当な運動になるし、毎日のことだからバカになりません。

たいていの場合、**一人暮らしの高齢者のほうが家族と同居しているよりも健康な人は多く、認知症になるリスクも低めです。**一人暮らしだと自分で買い物をし、食事の用意をして、掃除や洗濯も自分でしなければなりません。家にいても話し相手がいないので外に出かける機会が増え、それが身体を動かすことにつながります。つまり、一人暮らしのほうが長生きなのは、身体をよく動かすからなのです。身体を動かして筋肉を使うと、体温が上がって血流がよくなり、その血流の影響で免疫細胞の働きもよくなります。また骨に多少の負荷をかけて刺激を与えることは骨粗鬆症を予防するうえで効果的です。

筋肉を維持していれば転倒の予防になるし、昼間によく動いていると夜はよく眠れます。すると疲れがとれて、さまざまな生活習慣病の予防にもつながります。逆に身体を動かさないと徐々に筋肉が衰えて、さまざまな問題が生じることになります。筋肉は人間の体の中で最大の「発熱機関」ですから、平時の体温が下がり、そうすると免疫細胞の活動が弱まって、がんを発症するリスクが高まります。また身体を動かさないと、歩く速さが遅くなったり、歩幅が狭くなったりします。これは認知機能の低下と密接に関係していることが報告されています。

メタボ対策として真面目に運動を続けていても、高齢者のほとんどはなかなかやせることはできません。だからといって無理なダイエットなどする必要はなく、筋力の維持が目的だと考えれば、日々の運動の励みにもなるでしょう。

運動不足で筋力が低下するのに対して、**年をとっても心肺機能はさほど落ちません。**「心予備力」という概念があって、これはいざという時に安静時の何倍まで心臓を動かせるかという能力のことで、70歳でも3・3倍といわれています。安静時の3倍以上も心臓を働かすことができれば、たいていの場合は問題ありません。

肺活量もさほど落ちません。70歳では25歳時点に比べ平均で17%減少しますが、肺活量は安静時に必要な呼吸量の6~8倍もあるので問題なく走ることもできます。

第二章

認知症の大嘘

健康常識

認知症はつらく苦しい病気

なってしまえばみんな結構幸せそう

70代になると認知症が他人事ではなくなってきます。認知症の有病率は70代前半までは世代人口の5％弱。70代後半には8～10％弱になるといわれています。

日本では認知症患者の6割以上がアルツハイマー病を原因疾患とする「アルツハイマー型認知症」だとされていて、これは神経細胞のなかにアミロイドβと呼ばれるタンパク質が蓄積されることによって引き起こされると考えられています。

脳にアミロイドβが溜まりやすいかどうかは遺伝的要因に左右される面がかなり大きく、親がアルツハイマー型認知症の有病者であった場合は、子どももなりやすい傾向にあります。

私がかつて勤務していた病院での病理解剖（剖検）の結果では、85歳以上のほぼ全員の脳にアルツハイマー型認知症に特有の所見が見られました。病理学的には、85歳以上のほぼ全員が程度の差こそあれアルツハイマー型認知症というわけです。

つまり、いつかはみんなボケるのですから、おおらかに受け入れる気持ちが大切です。高齢者の精神医療を専門にしていると、時々ボケた人をバカにする人がいますが、彼らは自分がボケることが怖いからそういう態度になるのでしょう。しかしそうではなく、見方を変えて「この人はボケても楽しそうだな」「ボケたらボケたでいいや」と考えると、ボケることが怖くなくなり、気持ちも楽になります。お笑いの世界で「ボケ」と言えば面白い人やそういうキャラクターのことで、決して悪い意味ではありません。それと同じように、**老いを笑いに変えるくらいの心持ちが大切です。**実際、私が高齢者専門の医療機関に勤務していた時も、認知症の末期の人はみんなニコニコして、ご機嫌だと感じました。たしかに、世間体などの細かいことを気にせずに生きるのは幸せなことだと思います。

問題行動にもちゃんと理由はある

今の日本は人生100年時代といわれるようになりました。しかし、それでも80歳、90歳になれば若い頃の元気をキープすることはできません。長寿化とは老いの期間が延長することなのです。その老いの期間を楽しむことができれば、幸せな期間が長くなる。そのためにも老いやボケを受け入れなければなりません。

認知症を発症したことで攻撃的になって、時には他人を傷つけてしまう人もたしかにいます。しかし、ほとんどの人は症状が進行するにつれて穏やかに多幸感を増していくようです。**認知症の人が暴れると「問題行動」といわれてしまいますが、多くのケースでは本人に暴れるだけの理由があります。**いつもは幸せそうな認知症の人も、暴言を吐かれたり、子ども扱いされたりすると、腹を立てるし抵抗したくもなる。認知症が進行しても、自分が正当に扱われなければ、それとわかります。

オムツを交換される際に激しく抵抗したり介護者を蹴り飛ばしたりするのは、それが恥ずかしいからです。とくに女性からすると無理やり下着を脱がされているようなものですから、身の危険も感じるでしょう。こうした問題行動を起こした時に、メディアはその理由を取り上げずに行為だけを切り取って報道して人々の不安をあおります。それゆえに「年をとるのは怖い。認知症はもっと怖い」と恐怖におびえる人が増えてしまいます。

「テレビを見続けるとバカになる」というのが私の持論で、必要以上に見ないことが余計な不安を抱えない最良の方法です。一日中テレビをつけっぱなしにしてなんとなく見続けていると、それこそ前頭葉の老化が早まり、思考力が低下して、確実に心身の老化が進むことになるでしょう。テレビが何を言うかは関係なく、老いてもボケても自分自身が人生を楽しんで、幸せだと感じることが大切なのです。

健康常識

独居生活が認知症を招く

独居のほうが認知症の進みは遅い

私は高齢者の精神医療を専門として、これまでに6000人以上の高齢者を診察してきました。長い臨床経験のなかには、認知症家族の家族会運営も含まれています。

認知症の人の家族の多くが「ボケるのが怖い」「ボケたくない」と言います。介護などでつらい経験があると、どうしてもそう考えてしまうのでしょう。

世界五大医学誌の一つとされる『ランセット』は、2020年に「12の認知症発症リスク」を発表しました。これは認知症の発症を40%予防、もしくは遅らせるために避けるべきことをリスト化したもので、たとえば「難聴」を避ければリスクを8%減らせるといった具合です。そのなかの3番目、認知症リスクを4%下げるとされたのが「社会的孤立」です。**孤立を避け、仕事や遊びで家族や仲間との交流を持てば身体活動も精神活動も増えて、脳機能の維持に役立つというわけです。**

同様に、国立長寿医療研究センターのあるグループが65歳以上の約1万4000人をおよそ10年間にわたって追跡調査した結果でも「配偶者あり」「同居家族の支援あり」「友人との交流あり」「地域のグループ活動に参加している」「就労している」という5項目のすべてを満たす人は、0～1項目しかあてはまらない人に比べて認知症リスクが46%低いとしています。

独居が社会的孤立につながるわけではない

ただし、ここで注意をしなければいけないのは『ランセット』の挙げた「社会的孤立」は、**決して「独居の高齢者」を指したものではなく、「社会との接点の有無」を言っているという点です。**たとえ一人暮らしであっても、自発的に社会との接点をいろいろとつくることはできます。老人会や地域サークルに参加するのもいいですし、今はたいていの高齢者がスマートフォンを持っているでしょうから、そこでSNSを活用してみるのも一種の社会交流です。

認知症の進行度合いを見た時に、「独居のほうが遅い」こともわかっています。朝起きて布団をたたみ、朝食をつくり、散歩に出かけ、近所の人と顔を合わせれば世間話をする。そんな毎日のことが認知症の進行を遅らせるのだと考えられます。

家事をこなすことは適度な運動になり、同時にかなり頭を使います。とくに料理は「どんな献立にするか」「冷蔵庫のどの材料を使うか」「足りないものは別のもので代用するか」等々、調理を開始する前から考えることがたくさんあります。そして、いざ調理を始めれば「お鍋を火にかけている間にネギを切る」「フライパンで玉子を焼く間にトースターで食パンを焼く」などと一度に別々の行動をする場面が多くあって、この**「同時に2つ以上の行動をする」というのも脳の活性化には効果的です。**調理で包丁を使う際の手先の細かな動きも、脳への刺激になります。

年をとるにつれて洗濯物の出し入れが大変になるので、洗濯機はドラム式のものを使うと腰などを痛めることが少なくなります。ルンバのようなロボット掃除機を使ってみるのもいいでしょう。ロボット掃除機は床にものを散らかしているとうまく使えないため、自ずと片付けの習慣がつきます。**部屋が乱雑な高齢者は認知症になりやすいとの説もあるので、掃除や片付けはしっかりやるようにしたいものです。**

高齢者の脳は日々萎縮し、衰えていきます。しかし加齢による衰えはライフスタイルを改善することによって、進行を食い止めることができるのです。認知症と診断されてからも普通に暮らしていける人は決して少なくありません。認知症であっても日常的な家事はこなせるし、テレビやパソコンなど使い慣れた機械であれば操作も問題ありません。読書や俳句づくりを習慣にしてきた人なら、これも変わらずに続けられます。

健康常識

認知症を予防するために脳トレ

パズルや計算よりも会話が大事

昔から「頭を使っている人はボケにくい」といわれていて、これは一面の真実と言えます。脳の萎縮が同程度に進んでいる認知症患者の比較でも、とくに何もしていない人はかなりボケているのに、日頃から頭を使う環境にいた人はそうでもなく、知能テストでも後者の点数が高くなるケースが多いようです。

ただし、頭を使うといっても、いわゆる「脳トレ」はほとんど効果がありません。たとえば数独ばかりをずっとやっていれば、認知症の初期ぐらいなら数独の点数は伸びます。しかしそれは脳全体の機能が活発化しているわけではなく、単に数独ができるだけのこと。他のテストの成績がよくなることはありません。このことはいろいろな実験で明らかにされていて、**脳トレといわれるものは数独でも百マス計算でも、認知症予防という観点からはほとんど無意味です。**

国際的な科学雑誌『ネイチャー』やアメリカの医学会雑誌『ＪＡＭＡ』でも、いわゆる脳トレの効果にまつわる大規模調査の結果が発表されています。そのうちの一つ、アラバマ大学のカーリーン・ボール博士による２８３２人の高齢者に対する研究では「言語を記憶する」「問題解決能力を上げる」「問題処理能力を上げる」などのトレーニングをした場合、練習した課題のテストの点だけは上がるのですが、他の認知機能は上がらないことがわかっています。与えられた課題を繰り返し行えばそのことはできるようになっても、脳全体の活性化にはつながらないのです。

前頭葉を使う脳トレをしよう

ではいったいどうやって「頭を使う」といいのか。**私の経験上、もっとも効果が高いと思われるのは、他人との会話です。**他人としゃべる時には強制的に頭を働かせる必要があります。自分が話したことに対して相手からの反応が返ってくるというやりとりで「頭を使う」ことが、有効な脳のトレーニング法となるのです。

普段から頭を使っているつもりの人でも、認知症と強い関連のある前頭葉は案外と使っていないものです。読書は言語を司る側頭葉を使うだけですし、計算やある程度難しい数学の問題を解く時も頭頂葉しか使っていません。

かつて前頭葉を切り取ることである種の精神病を治療することを目的とした「ロボトミー手術」というものがありました。さまざまな問題が起きたため、今では行われなくなりましたが、この手術の後でも知能指数はまったく落ちなかったといいます。つまり、前頭葉は一般的な知的活動には使われていないのです。

前頭葉が使われるのは、何かを創造したり新規なものに対応したりする時で、**前頭葉が老化すると、決まった行動を好むようになります。**行きつけの店にしか行かなくなったり、同じ著者の本ばかり読むようになるのが一つのサインです。逆に言えば、新しい店に出かけたり、読んだことのない作家の小説を読んだり、可能ならば俳句を詠んだり小説を書いてみると前頭葉が鍛えられます。日本では大学でもあまり前頭葉を使う教育をせず、仕事でも自分で考えたことをやるのではなく「言われたことができればいい」という風潮が強いため、前頭葉を使うことが苦手な人も多いのですが、まだまだ続く長い人生のためにもぜひチャレンジしてください。

また**最近の研究では、きちんとした対処をすれば認知症の進行を止めるだけでなく、知能が回復する可能性も指摘されています。**幹細胞や上清液《じょうせいえき》を使って生きている脳を元気にしようという治験を行っているグループがあるのですが、そこで聞いた限りだと、それらの処置をすることで長谷川式認知症スケール（簡易的な知能検査）などの点数が上がるそうです。こういった研究が進めば、将来的には萎縮した脳を復活させることが可能になるかもしれません。

健康常識

認知症の人はできるだけ在宅介護

介護は施設などのプロに頼ったほうがいい

団塊の世代は4～5人のきょうだいがいるのが普通で、つい10年ほど前はその人たちが親の介護をしていたので介護の負担を4分割、5分割できていました。それが今の60代ぐらいになると出生率は2人程度。50歳前後では2人を切っています。そうなると2人以下で親の介護をすることになり、それは物理的に困難です。

1人か2人のきょうだいで親の介護をしようとしても、自分の親が2人、配偶者の親も2人いるとなると4人の介護をすることになります。もし4人の親がみんな85歳を過ぎるまで生きたならば、子どもの残りの人生は親の介護によってすっかり潰れてしまいます。だから、**子どもが親の介護を自宅で行うのはもう物理的に無理な話だということを、親側も子ども側も心得ておかなければなりません。**

介護疲れを感じるのであれば、プロに頼むことを検討したほうがいいでしょう。インターネットで検索するとすぐにわかりますが、認知症の高齢者をサポートするサービスはいろいろあって、たとえば話し相手をしてくれるというようなものもあります。

プロの力を積極的に活用しようという場合には、そのぶんのお金はかかりますが、それと引き換えに時間や気力、体力を担保できます。

有料サービスを利用すると、最初のうちは「思っていたサービスとは違う」「担当者との相性が合わない」などということもあるでしょう。しかし、そのようなミスマッチもトライアンドエラーを何度か繰り返すうちに解消されていくものです。

親や伴侶を施設に入れることは罪ではない

かかりつけの医者が意見書を書いてくれるなら、介護保険を使うことをお薦めします。前述の有料サービスよりもずっと安くサービスが受けられるうえ、**介護保険の制度も開始から20年以上が経ち、認知症の介護に慣れた職員も増えています。**

認知症に限ったことではなく、介護全般において「親や伴侶のケアは家族がするものだ」という意識は捨てたほうがいいでしょう。**疲れやストレスを抱えながら介護を続けていれば、かなりの確率で認知症になった親や伴侶のことを憎むようになります。**そのせいで不幸な結末になってしまうことは決して少なくありません。

認知症になってしまった当人を嫌いになってしまえば、いつか終わる介護の後も複雑な気持ちを持ち続けることになりかねません。そんな思いを抱えるよりも、**嫌**

いになる前にプロに頼るほうがずっといいと思います。どんな分野でも素人はプロに敵《かな》わないものです。「親のことは自分が一番よくわかっている」といっても、認知症をはじめとした高齢者への対応は、初めてそれを経験する家族よりも、すでに多くの知識と経験をもっている介護のプロのほうがずっとよくわかっています。

高齢者を施設に入れることについても、いまだにひどく罪悪観を持つ人がいますが、自分を責める必要はありません。子どもや孫などの親族と離れて暮らすことを不幸に思うかもしれませんが、同居することで互いにいろいろと苦労するほうが不幸だったりもします。そのぶん、しょっちゅうお見舞いに行けばいいのです。

介護される側でも「介護を頼めばその人たちに迷惑をかける」と考える人がたくさんいます。しかしそれは誤解で、現実には認知症患者であってもその大半は、介護サービスを利用する時に周りに迷惑をかけず、穏やかに暮らしています。

超高齢社会になった今、**そろそろ「周囲に迷惑をかける」という旧来の倫理観から自由になってもいいのではないでしょうか。**介護を受ける当事者たちは、これまで頑張って生きてきたのだから、最後ぐらいはわがままになっていい。みんながそう考えれば、老後はずっと気楽なものになるでしょう。

健康常識

認知症になったら外には出さない

初期の認知症は外に出ているほうが進行は遅い

認知症の進行は生活環境で大きく変わってきます。介護保険がまだ導入されていなかった1990年代、今では主要な抗認知症薬とされるアリセプトも認可されていなかった頃に、私は浴風会病院とは別に茨城県鹿嶋市の病院で月2回、認知症の診療を担当していたことがあります。鹿嶋市に行くようになって気づいたのが、浴風会病院にやってくる東京都杉並区の患者たちに比べて、鹿嶋市の患者の認知症の進行がかなり遅く、症状も目立たないということでした。

それがなぜなのか、最初はとても不思議でしたが、杉並区と鹿嶋市の高齢者が置かれている生活環境を見比べるうちに、おおよその見当がついてきました。

杉並区の高齢者たちは認知症になるとその多くが家に閉じ込められていたのに対し、鹿嶋市では気ままに近所を歩き回らせることが多かったのです。

このことから、少なくとも認知症がそれほど進んでいない段階では、本人が希望すれば可能な限り外出させてあげるほうがいいのだろうと考えられます。外でいろんな人と触れ合って楽しい時間を過ごせば機嫌がよくなって、脳に好影響を与えます。一人での外出が心配ならGPS機能の付いたスマホを持たせたり、緊急連絡先のメモを持たせたりすればいいのです。

認知症の徘徊でも事故は避けようとする

長年、高齢者の精神医療を専門としてきましたが、私が担当した方で徘徊中に交通事故に遭ったり、高いところから落ちるなどして亡くなった人は一人もいません（土手から落ちてケガをした人はいました）。つまり認知症が進んで徘徊しても、自分の命の危険は判断できると考えられます。歩行速度が遅くなって青信号の間に道路を渡り切れなくなることはあっても、赤信号に突進することはまずありません。

認知症を発症しても、すぐにすべての認知機能がなくなるわけではないのです。

認知症になった人に対して、周囲が先回りして外出や仕事などをやめさせてしまうことは多いのですが、オール・オア・ナッシングで考える必要はありません。**習慣的にやっていたことは認知症になった後も長く続けられるケースが多いのです。**

だから親や伴侶が認知症になった時にも、なるべく自由にしてあげてください。

「物忘れが多くなる」「自分の年齢を間違える」「道に迷いやすくなる」「物事の理解がうまくできなくなる」など、見ていて心配になることは増えていきますが、これらのリスクの多くは、あらかじめ対策をとることで減らすこともできます。

できないことは多くなりますが、本人が「やりたい」と思っているのなら、その気持ちを大切にしてあげてください。そして、なるべく本人ができるように手助けしていくのです。「やりたい」という意欲こそが気力や行動力の源になり、行動すれば症状の進行を遅らせることが期待できます。たとえば料理をしたいけれど手順がわからなくなってしまっているようなら、さりげなく次の作業に導いて、本人のプライドを傷つけないように支援してあげましょう。それで本人が楽しく暮らすことができれば、周りの人との関係もよくなります。逆に、邪魔者扱いをしたり、やたら叱ったりすると、問題行動をとることが多くなってしまいます。

認知症の介護で一番必要になるのは「聞く力」です。本人の話したいことであれば、同じ話題でも何度も耳を傾けて「そうだね」と相づちを多用して受け止め、本人が話したいと思っていることを推測しながら質問をしていくのです。そうすると認知症の人は話がしやすくなります。時には無理な要求をされることもあるでしょうが、その場合は「そうだね……でもね」「うん……でもね」と返す。ポイントはとにかくいったん受け入れることです。

健康常識

仕事は早く引退する

仕事をやめると認知症が進む危険性がある

私は2024年の誕生日には64歳になりますが、自著（『80歳の壁』）が年間売り上げ1位になったのは62歳の時で、それ以降は毎年60冊以上の本を出し、講演会などの依頼も絶えることがありません。

一方で、2025年4月からはすべての企業で65歳定年制が義務付けられますが、定年を機に「人生そろそろ引き際かな」などと考え始める人もいるでしょう。

しかし、人生100年時代といわれるように、寿命が延びて90歳、100歳まで生きることが珍しくなくなった今、**「年をとったから引退する」というような考え方自体がもはや時代にそぐわなくなってきたように思います。**

90歳で肉体労働となるとそれは無理な話ですが、続けられるような仕事であれば、自らリタイアするのではなく、できる範囲で一生続けたほうがいい。それが老化を遅らせることになるからです。**世間は「年寄りだから」といって一つの型に押し込めようとしがちですが、それに屈してはいけません。**

「親がボケたかもしれない」と思った時も、初期の段階では笑って見守るぐらいの心持ちが大切で、それまでやってきた仕事をやめさせるのは誤った対応です。

厚生労働省が発表する2020年の都道府県別の平均寿命でトップになったのは

男性が滋賀県で82・73歳、女性が岡山県で88・29歳でした。私が注目しているのは男性2位（82・68歳）、女性4位（88・23歳）といずれも首位から僅差だった長野県です。

長野が長寿県になった理由は有業率の高さ

かつて長野県は平均寿命ランキングの下位でしたが、1975年に男性で4位になると、1990年以降は男女ともに何度も1位に輝いて、今ではランキング上位の常連となりました。冬は寒冷な気候で雪が多いということで言えば青森県（男女とも2020年最下位）と大きく違わないようでいて、なぜ長野県は上位なのか。

大きな違いは、高齢者の有業率です。総務省統計局が発表する就業構造基本調査の結果によると、高齢者の有業率は男女ともに長野県が山梨県と並んでトップでした（2017年10月1日時点）。男性は41・6％で、全国平均の33・9％を大きく上回り、最下位の沖縄県を約14ポイントも上回っています。

沖縄県はかつて長寿日本一といわれ、1985年には平均寿命が世界一にまでなりました。しかし、その後は男性の平均寿命がじわじわと低下して、２０００年には26位、２０２０年には43位と最下位グループにまで転落しています。

沖縄県ではアメリカ統治時代に比べて肉の摂取量が減ったことの影響が大きいとの指摘もありますが、私はそれと同時に高齢者の有業率の違いが長野県と明暗を分けた要因だと考えます。ちなみに有業率とは、人口に対する普段から収入を目的とした仕事に就いている人の割合です。**隠居をすることもなく継続的に働いていれば、運動機能や脳機能が維持されて、老化予防になると考えられるのです。**

長野県は都道府県別の一人当たりの後期高齢者医療費でも、約84万円で全国34位。全国平均の約94万円からは約10万円、１位福岡県の約１１７万円より約33万円も低く抑えられています（２０２１年、厚生労働省発表）。後期高齢者医療費が低いということは、それだけ高齢者が健康的だと考えられ、その点でも長野県は優秀です。

つまり、働き続けることは、高齢になっても活動レベルを落とさないためのもっとも有効な方法の一つと考えられます。たとえ認知症になっても初期であれば身につけた仕事はしっかりとできるし、もし仕事の一部ができなくなっても、そこで諦めず、できる部分を続けていく。その気持ちが若さと健康を保つ秘訣になるのです。

健康常識

読書や音楽は脳の老化防止になる

意見を発信できるSNSを活用しよう

読書や音楽を楽しむのは、決して悪いことではありません。しかし前頭葉の老化防止の視点からは、読書をはじめとするインプット型の勉強はあまり有効だとは言えません。前頭葉の活性化には、インプットよりアウトプットが有効だからです。

手っ取り早いアウトプット型の行動と言えば会話です。趣味のサークルやカルチャーセンターなどに通い、テーマに沿って会話をするほうがより前頭葉は活性化します。

会話をするには仕入れた知識を組み立てて、自分なりの考えをまとめて、相手に提示することが不可欠です。その意見が相手にしっかり伝われば、別のテーマに話が展開することもあるでしょう。意見が割れた時には別の説得材料を提示したり、相手の意見を受け入れたりすることも考えなければなりません。このように**知識を加工する作業が、前頭葉を活性化させるのです。**

そうはいっても年を重ねると、残念ながら周囲の友人や知人が亡くなったり、入院するなどで疎遠《そえん》になることが増えるのも事実です。そんな高齢者にお薦めしたいのがＳＮＳの活用です。Ｘやインスタグラム、各種ブログなど気に入ったもの、使いやすいものならなんでも構いません。ＹｏｕＴｕｂｅやＴｉｋＴｏｋの動画投稿にチャレンジしてみるのもよいでしょう。難しければ子どもや孫に頼ってもいいのです。いずれにせよ、ＳＮＳに投稿するためには自分の考えをまとめる作業が必要で、この時に「なるべく伝わりやすいように」「周りの反感を買わないように」などと内容を吟味《ぎんみ》する作業が、脳の活性化に大きな効果をもたらします。

ＡＩに期待して老後の不安におびえない

将来的なことを考えた場合、チャットＧＰＴなどの対話型ＡＩに触れてみるのもいいでしょう。対話型ＡＩとはユーザーが入力した質問にＡＩがまるで人間のように滑らかな対話形式で返答するシステムで、最近は官公庁や企業、学校などでも導入が進んでいるようです。小難しく感じるかもしれませんが、**要は何か困ったことがあった時に質問をすると答えてくれて、自分の生活を快適にしてくれる便利なシステムです。**そう考えるとチャットＧＰＴなどの対話型ＡＩがぐんと身近なものに感じられるのではないでしょうか。

今のチャットＧＰＴは、たとえば「自分がこんなことで悩んでいる」といった質問に、その答えを瞬く間に出してくれます。「子どもと別れて寂しい」「会社を辞めたとたんに孤独になった」といった悩みにも的確なアドバイスをしてくれます。

２０２３年にはＡＩの国語力が人間を抜いたともいわれていて、これからさらに進歩していくことは確実です。**近い将来にはチャットGPTが人間と同等以上の話し相手にもなってくれるでしょう。**機械が相手では味気ないように思うかもしれませんが、人の声を合成することもできますから、友人の声でしゃべるように設定すれば直接会ってしゃべっているような気分になることもできるはずです。

さらに今後は、チャットＧＰＴを搭載した介護ロボットが実用化されることも考えられます。すべての家事やオムツ交換までしてくれるような介護ロボットをつくることは、おそらくそんなに難しいことではありません。これに３Ｄプリンターを組み合わせれば、外見を有名タレントにすることだってできそうです。

そうなれば、いよいよ子どもに介護を頼る必要はなくなります。日々の健康管理や救急時の対応などは、チャットＧＰＴのほうが知識の豊富なぶん、親族よりも的確にやってくれるかもしれません。そのような時代が遠からずやってくることを思えば、ＡＩに期待して、不安を吹き飛ばしたほうが賢明です。

健康常識

認知症になったら何もできなくなる

軽症のうちはほとんどのことができる

認知症と診断されると本人も家族もひどくショックを受けます。「認知症になったらおしまい」というイメージが強烈に刷り込まれているからでしょう。ですが認知症になったからといって、すぐに何もかもがわからなくなるわけではありません。

たとえばロナルド・レーガン元米国大統領は、退任から5年後に自身がアルツハイマー型認知症であると公表しましたが、その時の重い症状を見た限りでは、在任中からすでに軽度の認知症であったと考えられます。言い換えれば、**初期段階の認知症ならアメリカ大統領も務まるということです。**

「認知症であるという事実は、あなたのほんの一部でしかありません。散歩したり出かけたり、とにかくその日一日を楽しみましょう」

これは46歳で認知症と診断され、それ以来約30年にもわたって認知症の啓発活動を行ってきたオーストラリアのクリスティーン・ブライデンさんの言葉です。彼女は認知症を「数ある病気の一つにすぎない」と断言します。

先にも記したように、認知症予防の最高の方法の一つに一人暮らしがあります。私もこれまでに一人暮らしの認知症の患者さんをたくさん診てきました。

「認知症で一人暮らしなどできないだろう」と思う人も多いでしょうが、不思議なことに認知症になった人は生きるための防御反応が高まります。きっと「食事を確保しなければ死ぬ」ということを脳が認識しているのでしょう。かなり重い認知症の人でも一人で買い物に行きますし、お腹が空けば料理もつくります。

「買い物をするにも計算ができないだろう」と思うかもしれませんが、認知症の人にも「計算を間違ったら恥ずかしいし、店員からとがめられるのが怖い」という意識があるようで、買い物の時にはとりあえずお札を出すようになります。すべてお札で買い物するようになるので財布は小銭だらけになりますが、それでも買い物自体はできるのです。**自動車の運転も問題なくできる認知症の人はたくさんいます。**

一人暮らしのための予行演習をしてみよう

家族と一緒にいることが幸せな人もいますから、無理に一人暮らしを勧めるわけではありません。しかし年をとれば子どもは巣立ち、親や配偶者と死別するなどして、老人ホームなどに入居しない限りは一人暮らしになる可能性が高まります。

それでも、ことさらに一人暮らしを恐れる必要はないと知っておけば、老後の選択肢は増えます。孤独への不安感が強い人は、そうなる前に、孤独の楽しみ方を少しずつ覚えておくといいでしょう。

「いつか不便な一人暮らしを強いられるのではないか」と不安にかられているぐらいなら、先に予行演習しておく手もあります。たとえば一人旅をしてみたり、ウィークリーマンションに1週間ほど暮らしてみるといった具合です。実際に一人暮らしがどんなものかを体験しておけば、どんなことに不便を覚えるかがわかり、準備しておくことができます。「意外と一人の生活も楽しいものだ」と感じるかもしれません。まず実践してみることが、不安を解消する最良の方法です。

認知症の人の家族と話してみると、必ずといっていいほど「このあいだまではできていたのに」と、できなくなったことの話になります。しかし**できなくなったことを嘆くのではなく、以前と変わらずにできていることをほめるべきなのです。**認知症がかなり進行するまである程度の話は通じて、ほめてもらえばうれしいし、うれしければまた同じことをうまくやろうとする。それを繰り返せば「料理はいつまでも上手につくる」ことも可能です。今できることをいつまでもできるままでいられるよう、認知症になり始めた当人も周囲の人たちも心がけてください。

健康常識

認知症は早期発見・早期治療が大切

早期発見しても治るわけではない

国内製薬大手のエーザイとアメリカのバイオジェンが共同開発したアルツハイマー病治療を目的とした新薬「レカネマブ」。2023年暮れに東京都健康長寿医療センターで、この新薬の投与が始まりました。健康保険の適用も決まり、同院ではレカネマブのための専門外来も設けています。

レカネマブはアルツハイマー病の原因物質であるアミロイドβを取り除くことで進行の抑制を狙った薬です。ただしアミロイドβ仮説が本当に正しいかは、現段階では誰もわかっていません。アルツハイマーの人にアミロイドβが溜まっていることは事実ですが、私はこれにある種の老化現象が関わって認知症を発症するのではないかと思っています。

仮にアミロイドβだけが原因だとしても、**レカネマブはあくまでも脳内に溜まったアミロイドβの量を減らす薬であり、ゼロにはできないようです。**また神経を生き返らせる薬ではないので、認知症になる前に処方すれば予防効果は期待できますが、ある程度症状が進んでからこの薬で回復するとは考えにくいです。

加えて言えば、認知症の症状の出た人が使用するぶんには治療目的なので公的保険の対象になりますが、予防のための使用となるとおそらく保険は利かないでしょう。レカネマブの薬価は1年間でおよそ298万円。その金額を保険に頼らずに自腹で払えるなら、50〜60代の認知症になる前から試してみてもいいかもしれません。現段階ではそのくらいの薬だと考えておくべきで、「この薬ができたから大丈夫」とまで期待するのはいかがなものかと思います。同様の薬は2021年にアメリカでも販売されていますが、効果はレカネマブと大きく違わないようです。

高齢による物忘れと認知症の違い

認知症の初期症状では急に無口になったり、いろいろなことへの興味がなくなるなどしますが、老人性うつでも同様のことが起こります。**老人性うつを認知症だと思って対処しようとすると、逆にうつ症状を悪化させてしまう危険があります。**

高齢の入院患者によく見られるせん妄などの意識障害も、突然訳のわからないことを言ったり、暴れたりする様子から認知症と勘違いされることがありますが、この場合の意識障害はたいていが数時間で収まります。

高齢者の物忘れには、加齢によって自然に増加するものもあって、これは「食事をしたことは覚えているが、メニューが思い出せない」など体験の一部を忘れます。一方、ある程度進んだ認知症による物忘れは、食事をしたこと自体を忘れるなど、体験全体がすっぽりと記憶から抜け落ちてしまう特徴があります。

認知症かどうかを確認するには「今年で何歳になったか」「今日は何曜日か」というように、日々変わっていくことを尋ねるとよいでしょう。認知症になると、生年月日や干支のような昔から記憶に刻み込まれたことは答えられても、年齢のように変わっていくことは答えられなくなる傾向があるからです。ただし同時に、そうやって早期発見したところでなんの意味もないという実感も私にはあります。

認知症の人やその家族が心を落ち着かせるための情報交換の場としては、「認知症カフェ」を利用するといいでしょう。認知症カフェは、ＮＰＯなどが開催する交流の場で、自治体のホームページなどに開催情報が掲載されています。

認知症の医療やケアの専門家がいることもあるので、さまざまな相談をして必要なアドバイスをもらうこともできます。他の家族と話すことで介護の疲れが癒やされるようで、「認知症カフェで救われた」という声もよく聞きます。

第三章

病気と薬の大嘘

健康常識

糖尿病治療にはインスリンが必須

2型糖尿病ならインスリンは原則的に不要

糖尿病は国の定める重要疾患の一つです。厚生労働省が発表した２０１９年の国民健康・栄養調査によると、糖尿病患者数は約１０００万人。糖尿病が強く疑われる、もしくはその可能性を否定できない予備軍も約１０００万人になります。

糖尿病のリスクは、ＨｂＡ１ｃ値（ブドウ糖と結びついたヘモグロビンの割合）によって判断され、**特定保健指導ではＨｂＡ１ｃ値５・６％を基準値として、これを超えたものを糖尿病予備軍としています。**糖尿病治療のためには、このＨｂＡ１ｃ値を基準値未満に抑えることが大事だというのですが、アメリカ国立衛生研究所の関連組織による試験では、従来の常識とは異なる結果が出ました。

計１万人の糖尿病患者を対象に、ＨｂＡ１ｃを当時正常値とされていた６％以下に抑える強化療法群と、７・０～７・９％とする標準療法群の２つに分けて調査したところ、３年半後の死亡率は強化療法群のほうが高かったのです。

イギリスでも４万８０００人を対象に同様の調査を実施したところ、やはりＨｂＡ１ｃ値が従来の基準値を超える７・５％の時にもっとも死亡率が低くなりました。なおＨｂＡ１ｃ値が11・０％まで上昇すると死亡率は、７・５％の時よりも79％上昇し、５・４％まで下げた時にも死亡率は52％上昇しています。

欧米人と日本人で体質は異なるものの、これらの調査の結果からは、ＨｂＡ１ｃが基準値よりもいくらか高い、つまり**「軽い糖尿症とされている人」のほうが長生きできるのだろうと予測できます。**

歩くことで血糖値をコントロール

糖尿病には、膵臓からのインスリン分泌が低減することで発症する「1型」と、遺伝的な要因に過食や運動不足、肥満などが加わって発症する「2型」があり、日本人の糖尿病患者の95％以上が2型です。1型の場合、血糖値を下げるためのインスリン注射を打たないと血糖値が急上昇して、その状態が続くと合併症を起こすおそれがあります。しかし、2型糖尿病の場合はインスリンを受け止めるレセプター（受容体）の故障が主な原因で、インスリン自体はきちんと分泌されることも多いので、原則的に注射は不要です。

私は以前の検査で血糖値が６６０㎎／dℓにまで達していました。厚生労働省による基準値は、通常の場合、空腹時で70～１００㎎／dℓとされていますから、明らかに重症の域でした。医者からは当然のようにインスリン注射による治療を勧められましたが、私は2型だったのでこれを断りました。

その後はもっぱら、歩くことで血糖値をコントロールしています。毎日30分ほど歩くようにしたところ、それまでまったく運動をしていなかったこともあり血糖値は200〜300㎎／dℓ前後を維持しています。厚労省の掲げる正常値よりはずっと高いのですが、それでもときどき喉が渇く程度で、支障を感じることはありません。

そもそも糖尿病とは「血糖値が高すぎる病気」ではなく、「血糖値が安定しない病気」です。血糖値は低ければいいというものではなく、50㎎／dℓ以下になると臓器にダメージを与えるリスクが高まり、40㎎／dℓまで下がれば意識を失い、20〜30㎎／dℓになれば命が危ぶまれます。

慢性的な低血糖状態になると身体や脳の活性が落ちて終日、頭がぼうっとしたり身体がふらついたりします。また血糖値が下がる時間帯には脳に糖分がいき届かなくなるので、低血糖によって認知症のリスクが高まることも考えられます。

こうしたことから**血糖値は正常値にこだわらず、本人に不具合のない状態で適度にコントロールするのがベストだと考えます。**

健康常識

医者が処方した薬は必ず飲む

薬は多くても5種類まで

厚生労働省の発表する社会医療診療行為別統計によると**75歳以上の人の約24%、およそ4人に1人が一日に7種類以上の薬を使用しています。**そして「薬の服用履歴をきちんと『お薬手帳』に記して、自分の飲んでいる薬を管理しましょう」などと言われます。しかし、東京大学老年病科の小島太郎講師らの研究によれば、薬の種類が6種類以上になると副作用のリスクが5割程度増え、5種類以上で転倒の頻度が倍以上になってしまうそうです。

また薬は肝臓などで分解・代謝され、腎臓を経て排泄されますが、高齢になって内臓の機能が衰えてくると薬の分解や排泄が遅れ、薬が効きすぎてしまうことがあります。たとえば睡眠導入剤としても使われる精神安定剤には、20代だと20時間ほどで血中濃度が半分になりますが、70代では70時間ほどかかるものもあります。多くの薬で同様のことが生じるため、**高齢者が若い成人と同じように薬を飲めば、当然副作用が生じやすくなります。**副作用は人によって異なり、2種類の薬で具合が悪くなる人もいれば10種類飲んで平気な人もいるので、そこは自分の身体と相談しながら、一応の目安として「なるべく4～5種類まで」と考えるのがよいでしょう。

薬を減らすにあたっては、その種類数はもちろん、量を少なくしたり、効き目の弱いものに替えたりするなどの見直しも必要です。一日3回服用の薬で副作用を感じたなら一日1回に減らすといった具合です。医者の処方した薬を、クリニックに近い薬局から出されるままに持ち帰るのではなく、できれば自宅に近い薬局を選び、薬剤師に相談して用途がダブっている薬を取り除いてもらうといいでしょう。

薬で不調を感じたら素直に医者に申し出よう

薬を飲んで不調になる時は、はっきりと医者に申し出てください。「この薬を飲むと身体がだるい」などと伝えた時に「数値は正常だから、このまま続けて飲んでください」「やめると悪化しますよ」などと取り合わないようなら、その医者は高齢者の健康を守るのにふさわしくありません。病院を替えることも考えるべきです。

なぜ薬を飲むのかと言えば、身体の不具合を治すためです。薬を飲んで血圧の数値が下がったとしても、飲んだ後に調子が悪くなる薬では意味がありません。**たとえ血圧が高くても、飲まないほうが身体の調子がいいのなら、それでいいのです。**たまに「薬を飲み忘れました」と連絡してくる人もいますが、それで具合が悪くなった例はほとんど聞いたことがありません。

高齢になるにつれて健診で引っかかる項目は増え、薬の種類も量もどんどん増えていきます。そして血圧や血糖値が高めだというだけで薬を出されて、多くの人は50代後半あたりからなんらかの薬を毎日飲むようになります
しかし、**年をとって慢性的な不調を感じるようになるのは、加齢や病気のせいとは限らず、実は常飲している薬のせいかもしれません。**

1990年4月、長期入院型病院における高齢者の入院治療の定額制が導入されたことがありました（現在は廃止）。定額制になると、むやみに薬を使えば収益に響くため、病院側は入院患者の状態を見ながら徐々に薬や点滴の使用量を減らしていきました。そうしてある病院は、3分の1まで薬の使用量を減らしたのですが、するとそれまで寝たきりだったのに、歩けるまで回復した患者が少なからずいたそうです。薬の過剰投与がいかに高齢者の身体に負担をかけ、健康を害しているかを示す事例といえるでしょう。

「医者が言うのだから、薬を飲んで多少の不調があっても我慢しよう」などという考え方は、健康寿命を縮めることになりかねません。

健康常識

がんは早期発見・早期治療

治療しなくていいがんもある

高齢者医療を中心とする浴風会病院に勤務していた当時、年に100人ほどの解剖結果を見てきましたが、85歳を過ぎた人の体内には必ずがんがありました。だからといって、むやみに恐れる必要はありません。高齢になると、がんの進行が緩やかになるため、いくつもがんを抱えながら生活の質を損なわずに暮らしている人も珍しくなく、**多くの人は、がんのあることを知らないまま死んでいくのです。**

がんが見つかった時に、大事なのはその後の対策で、選択肢としては「①苦しい治療に耐えて、がんを根絶する」「②治療は最小限にして、がんとともに生きていく」の2つが考えられます

①を選ぶ場合、重要になるのが医者と病院の選び方です。病院によって治療の方法が異なり、医者によって治療方針も手術の腕も違います。「家から通いやすいから」などの安易な理由で選ぶのではなく、病院のホームページなどに公開されている病気別の手術成績や、術後のフォロー体制などを調べることが大切です。

ただし、高齢者のがんに関しては②をお薦めします。がんは積極的な治療をしなければ、死ぬ少し前まで普通の暮らしができる病気だからです。

「それだと寿命が短くなるだろう」と不安にもなるでしょう。それでも②であれば

病院のベッドに縛られずに済んで、健康寿命は①の場合よりも延ばせるはずです。

治療するからがんは苦しい病気になる

がんは治療するから、いろんな意味で苦しい病気になります。がんの根絶を目指す時、基本的には「手術」「抗がん剤治療」「放射線治療」が行われますが、これらの療法はがん細胞と同時に正常な組織や細胞も傷つけるため、患者の生命力を弱めてしまうことになります。手術によって身体の機能が損なわれれば、食欲も落ちるでしょう。抗がん剤を使えば身体の自由が奪われ、髪の毛がごっそり抜けることもあります。そのうえ莫大な治療費がかかります。

たとえば胃がんが発覚して胃の3分の2を切除したとします。この時に、がんはきれいに取り除かれて5年後まで生きていたとしても、**胃の半分以上を切ったことで食事を満足に摂れなくなれば一気に身体が弱ってしまいます。**しかし、執刀した医者はそんなことはほとんど関知しません。医者からすれば手術の成功と患者の5年後の生存率だけが、自身の実績と評価につながる重要なことなのです。

高齢者ががんの治療を受けると決めた場合には、そうしたことまで考えなければいけません。そのうえで医者や家族の意見に流されるのではなく、自分の考えで治療法を選択したいものです。

「がんで死なないためには、早期発見・早期治療が必要」というのが世間の常識です。たしかに現役世代にとっては重要なことでしょう。一般には10～20年ほどで1センチ大の腫瘍になり、それくらいの大きさで見つかるのが早期発見です。

ただし、がんは大ざっぱに分けて、転移するタイプと転移しないタイプがあります。転移するタイプのがんであれば、発見された時にはすでにどこか転移していて、切ったところでまた何年かすれば発症する可能性が高くなります。それならばとくに**高齢者の場合は、手術をしない選択肢があってもいいでしょう。**早期発見して治療が始まると、健康寿命がそこで終わってしまうことが少なくないからです。

最悪なのは検診でがんが見つかった時にパニックになってしまうことで、そうすると往々にして間違った判断をしてしまいます。これを避けるためには、がんが発見される前から自分の望む治療方法を考え、それに合った病院の情報を調べておくことです。**65歳を過ぎればがん検診は受けないというのも一つの考え方です。**

健康常識

コレステロール値は低いほうが長生き

コレステロール値はある程度高いほうが長生きできる

「医者に止められてコレステロールの含有量が高い食べものは避けている」などと言って、好きなものを我慢している人は多いようです。

循環器内科の医者は「コレステロールを減らしたほうが心臓にいい」、消化器内科の医者なら「肉は消化に悪いから控えてください」などと言いますが、それは彼らが特定の臓器の専門家であって、身体全体の専門家ではないからです。

しかし、心臓や胃腸にとってプラスになることが身体全体にも同じように有効かと言えば、決してそんなことはありません。**コレステロールは免疫細胞の材料になりますから、これを無理に減らしてしまうと免疫細胞の数が減り、がんのリスクが高まります。**またコレステロールには血管壁の傷ついたところを修復する働きもあります。戦後日本において最多の死因だった脳卒中が近年減っているのは、日本人が血管をつくるタンパク質と、それを修復するコレステロールを摂るようになり血管が丈夫になったからです。

コレステロールも含めたいろいろな栄養素が不足すると代謝が悪くなり、糖をエネルギーとして有効活用できず、脂肪として身体に溜まっていく。つまりコレステロールを摂らないことが、逆に肥満の原因になったりもします。

最近は「善玉コレステロール」「悪玉コレステロール」などといわれ、悪玉コレステロール（ＬＤＬ）は動脈硬化の原因となり、善玉コレステロール（ＨＤＬ）は余ったＬＤＬを回収して血管をきれいにするというのですが、これも正確ではありません。

中性脂肪は自分でコントロールできる

神奈川県伊勢原市における男性９９４９人（平均64・９歳）、女性１万６１７２人（同61・８歳）を対象にした平均８・２年にわたる追跡調査によると、男性ではＬＤＬ値が１８０㎎／㎗以上の男性だと心臓病の発症率が高くなったものの、女性には目立った違いがありませんでした。

また日本ではＬＤＬが１２０を超えると境界域高ＬＤＬコレステロール血症、１４０を超えると高ＬＤＬコレステロール血症として治療の対象とされますが、**欧米の調査では１８０以上の群のほうが、低い群よりも死亡率が低いという結果が出ています。**以前は「コレステロール値が上がるから卵を食べるのは一日１個までにしましょう」などと盛んに推奨されていました。しかしアメリカでの調査で、「コレステロールの摂取量を減らせばコレステロール値が下がるという根拠はない」とわかり、今では「卵を2個、3個食べても問題ない」といわれるようになりました。そもそも、体内のコレステロールのうちの半分以上は体内で合成されていますから、食事でコントロールすること自体が困難なのです。

血液中に含まれる脂質には中性脂肪もあります。中性脂肪の値が150㎎／dℓ以上になると脂質異常と診断され、脂肪肝や動脈硬化の原因になるとして中性脂肪値を下げるための薬を処方されるのが一般的です。中性脂肪値が1000を超えるほどまで上がれば、激痛を伴うことの多い急性膵炎になる可能性も高くなります。

しかし**中性脂肪値は、薬に頼らずとも、普段から食べる量を控えて摂取カロリーを減らし、運動をすることで比較的簡単に改善することができます。**まずは周りにいる一般の健康な人に元気の秘訣を聞いて、それを参考にして真似てみるのもいいと思います。

心臓や消化器専門の医者の言うことをそのまま信じて脂質異常を改善する薬を飲むよりも、そちらのほうが効果はあるかもしれません。

健康常識

血圧は正常値まで下げる

血圧は無理に下げなくていい

日本で血圧の基準が定められたのは１９８７年のことで、当時、厚生労働省は「上（収縮期血圧）が１８０㎜／Hg以上」を高血圧の基準としていました。

ところが日本高血圧学会は２０００年、この基準を「１４０以上」にまで引き下げました。さらに２０１９年になると同会は、高血圧治療ガイドラインの改訂に伴って、高血圧の診断基準は１４０以上のままとしながらも、それまで正常の血圧とされていた１３０～１３９を「高値血圧」（正常よりも高めの血圧）に分類しました。アメリカで、２０１７年頃から高血圧の診断基準が１４０以上から１３０以上に引き下げられたことに追随した形で、この変更によって数値上の高血圧患者は急増しました。

そしてアメリカでは、年間３０００億円程度だった降圧剤の売り上げが、基準値を引き下げた5年後には1兆６３００億円にまでハネ上がったといいます。つまり、降圧剤などの高血圧治療薬をつくる製薬会社が潤ったわけです。

実は日本で「１４０以上」を高血圧とする基準値が示された時、高齢者に関しては**そこまで求められず、70代は１５０未満、80代は１６０未満なら正常とみなす緩めの診療目標が設定されていました。**高齢者の場合、年齢に伴い血管の弾力性が失われてきて血流が悪くなり、血管に対して血流の圧がかかりやすくなります。そのため全身の臓器に血液をいきわたらせるには、ある程度血圧が高くなければいけません。**若い時よりも血圧が高いからこそ、脳への血流も十分保たれて認知症にかかりにくくなりますし、認知症になっても症状の軽い元気な状態が続くと考えられるのです。**それが今では、若年者も高齢者も一律で140未満を正常とする方針に転換されました。

100歳以上の人は高血圧が多い

その一方、30年ほど前から100歳以上の人を対象とした研究を続けている慶應義塾大学医学部のデータでは、100歳以上では高血圧とされる人の多いことがわかっています。

世の中には「正常値絶対主義」で、血圧の数値を下げることを目的化している医者がたくさんいます。しかし、私が勤務していた当時の浴風会病院のデータだと、**血圧130の人と150の人では生存曲線に差がありませんでした。**本来ならば厚生労働省が、日本人の血圧の正常値がどのくらいかという全国的な大規模調査を行うべきなのです。今はアメリカが１３５と言えば訳もわからずそれに従っていますが、おそらく日本の高齢者からすると、それが適正値ではないはずです。

ただし、同じ浴風会病院のデータでは、血圧が１８０以上になると明らかに生存率が悪くなっていたので、**私自身は血圧１７０以下をキープするようにしています。**

かつて降圧剤で血圧を基準値まで下げていた時には頭がぼんやりして、仕事やプライベートを快適に過ごすことができなくなりました。それ以来、降圧剤を適度に服用して、１７０をキープしているのですが、まったく不具合は感じていません。

さらに言えば、高血圧を放っておいても、そのせいで血管に本格的な障害が生じて心筋梗塞や脳卒中になるのは20年後ぐらいだと考えられます。

現在70歳の人が好きなように生活を続けて90歳で亡くなるのと、血圧の正常値ばかりを意識して20年以上の節制を続けて95歳まで生きるのとでは、どちらが幸せなのか。これから先の20年のうちには医学の進歩もあるはずです。これらを考えたうえで、みなさんそれぞれが自分の受ける医療を、もっと自己決定してもいいのではないかと思います。

健康常識

検査の数値は正常値に保つ

「正常な数値」は人それぞれ

健康診断では正常値の範囲から上下どちらかに逸脱していれば「異常」とされますが、人にはそれぞれ個人差があります。健診ではその点を考慮することなく、正常値の範囲に収まっているかどうかの数値だけで判断されることになります。

コレステロール値や血圧の数値が悪ければ、さらなる精密検査や治療を勧められることになります。ただし正常値に抑えられていたとしても、数値だけが病因ではないのだから、それで「動脈硬化の心配はない」などと思い込むのも危険です。数値が正常か異常かよりも、自分の感覚として元気かどうかということのほうがよほど大切だと思います。そして**高齢者については、血圧や血糖やコレステロールの数値が基準よりもちょっと高めのほうが、活力を維持していられる**というのが高齢者医療に長年関わってきた私の実感です。

血圧や血糖値の数値が異常だとされた時、今の多くの医者はすぐに薬を出します。この時、副作用についての説明はいくらかあるでしょう。しかし、「血中の酸素やブドウ糖が不足すること」や「それによる身体への悪影響の可能性」まで説明する医者はほとんどいないでしょう。外科手術においては、事前に手術のメリットを伝えるだけでなく、「成功の可能性」や「施術後にどうなるか」などまで説明するインフォームドコンセントが普及しています。それを聞くことで、患者側は治療方針を選べたりもするわけです。しかし内科はほとんどそうなっていません。きちんとした説明もないまま、「残りの人生、ずっと塩分を減らさなければいけません」「甘いものは控えてください」「お酒もたばこもやめましょう」という医者の指示を一方的に言われることがほとんどで、これに従うことは、少なくとも精神面でかなりのストレスになるでしょう。

血糖値などの数値が下がったとしても、それでクオリティ・オブ・ライフ（生活の質）までが下がってしまったら意味がありません。**数値ばかりを気に病んで、老人性うつ病のような状態になってしまうほうがよほど大きな問題です。**

心臓ドックや脳ドックは人による

突然の重病を避けたいのなら、健康診断の数値が正常か異常かに一喜一憂するよりも、「心臓ドック」や「脳ドック」を受けると言う手もあります。コレステロール値や血圧が高いとなぜダメなのかと言えば動脈硬化を進めるためですから、動脈硬化になっているかどうかを直接調べればいいのです。それなら各人の悪い箇所をピンポイントで見つけることができます。

ただし、これも絶対ではありません。たとえば心臓ドックを受けて血管に狭窄が見つかった場合、血管内施術を行うことになればそれなりにリスクが伴います。脳の血管に動脈瘤が見つかった時でも、ヘタな医者が施術すると脳内の別の小さな血管を詰まらせてしまったりします。

そうしたことまで合わせて見た時には、**心臓ドックや脳ドックを受けている人と受けていない人の死亡率はデータ上では大きく違いません。**つまり現状では、心臓ドックと脳ドックで問題が見つかったとしても、その時に腕の立つ医者によって救われる人の数と、ヘタな医者に殺される人の数では大きな違いがないのです

しかも脳ドックや心臓ドックは予防的検査ということで健康保険が適用されず、全額自己負担になってしまいます。だから現状においてこれらを受診するのなら、費用の支払いに問題がなく、いざという時に任せられる手術のうまい医者を知っているか、しっかりと調べて受診できる場合に限られます。これにあてはまる人であれば、心臓ドックや脳ドックにも意味があるといえるでしょう。

予防薬を飲む

予防薬を飲まなくても たいていの人は大丈夫

血圧が高い患者に対して、「薬を飲んで血圧を下げないと大変なことになる」「脳卒中の予防に血圧を下げる薬を飲みましょう」などと言う医者はたくさんいます。

しかし、本当にそうなのでしょうか。

かつてアメリカにおいて、血圧170㎜／Hg以上の60歳を対象にした大規模臨床試験が行われました。降圧剤を服用した群と、薬効のない偽薬（プラセボ）を飲ませた群に分けて、それぞれ5年半以内に脳卒中を発症した率を比較したところ、脳卒中の罹患率は薬を飲んだ群が5・2％。プラセボ群では8・2％でした。薬によって8・2％が5・2％に下がったのだから、これは十分にエビデンスがある治療ということになります。

しかし見方を変えると、**薬を飲まなくても5年半以内に脳卒中にならない人が9割以上いたわけです**。だから「薬を飲まないと脳卒中になる」という言説は誤りと言えます。一方、降圧剤を飲んでいても5年半以内に5％の人が脳卒中を発症しているので、「薬を飲めば脳卒中にならない」と説明するのも言いすぎでしょう。

降圧剤を飲んでも5％の人は脳卒中になるし、飲まなくても90％の人は脳卒中にならない。この調査で示されたのはそういうことです。

薬に対する考え方を根本的に見直す

また、アメリカでの調査結果がすべてそのまま日本人にあてはまるとも限りません。欧米の一部の国では心疾患が死因のトップですが、日本の死因のトップはがんで、心疾患による死亡率も日本はアメリカの3割程度。食生活や体質の違いから、もともと日本では心疾患で死亡する人が欧米よりも少ないのです。

これらのことを踏まえたうえで、3％ほどの差のために、副作用のリスクがあっても薬を飲むべきなのかどうか。

60代70代になると多くの人が毎日のように何らかの薬を飲むようになります。「年齢や病気のせいで慢性的な不調を抱えているから薬を飲んでいる」ということなのでしょうが、**実際には薬の飲みすぎの副作用で不調になっているのかもしれません。**

医療従事者が取り扱う薬には「せん妄（一種の意識障害）の副作用があるので、注意して処方すべし」とされているものがたくさんあります。

先述したように年齢を重ねるほど肝臓の薬を分解する能力も腎臓の排泄機能も衰えて、薬の成分の血中濃度が半分になるまでの時間（半減期）が若者の3・5倍にまでなるものもあります。そのぶん、若い頃よりも薬物の影響を強く受けるようになり、副作用の危険も高まるわけですが、多くの医者は薬を処方する際に「今の年齢だと半減期が若者の3・5倍だから、薬の量は3・5分の1の量にしましょう」とは言ってくれません。

薬の副作用などの害を避けるためには、医者から言われるままに薬を飲むのではなく、薬に対する考え方を根本的に見直さなければいけません。

「飲まなくていい薬は飲まない」「飲んでも飲まなくてもいいような薬も飲まない」「飲んだほうがいい薬を必要な分だけ飲む」

この3つを守ってください。そのためには、医者とは堂々と対等に付き合う気持ちが大切です。薬を飲んで調子が悪くなる時は、はっきりそのことを説明して「減らしたい」「飲みたくない」と申し出るのです。

この時、「数値はよくなっているのだから飲みなさい」などと言って親身になってくれないような医者は、自分の身体を守るためにも避けたほうがいいでしょう。

健康常識

糖質ゼロや糖質抜きは健康にいい

糖質不足によって重大な健康被害も

2008年に始まった特定健康診査・特定保健指導――いわゆるメタボ健診は、医療保険に加入している40〜74歳の方を対象にして、生活習慣病の前段階であるメタボリックシンドロームに特化した検査を行うものでした。しかしその翌年、東北大学の研究グループがまとめた調査結果は予想外のもので、**やせ型の人よりも小太りの人のほうが6〜8年長生きするというデータが示されたのです。**

最近は「糖質ゼロ」「糖質抜き」などといった商品が、テレビなどのマスメディアでもてはやされています。たしかに糖質、つまり炭水化物を摂らなければ身体の脂肪は燃えやすくなり、効果的に体重を落とすことはできます。多すぎる内臓脂肪はさまざまな病気の要因になるので、そうならないため適度に糖質をコントロールする必要はあるでしょう。

しかし近年の研究では、私たちの身体を守るうえで非常に重要な役割を担う免疫細胞が、内臓脂肪を含む体内の脂肪分からつくられることがわかってきました。つまりウイルスや細菌などから身を守るためには、脂肪を減らしすぎてもダメなのです。

また**糖質ゼロをうたう食品に使われている人工甘味料には、発がんリスクのあるものや、逆に血糖値を上げるものもあって、すべてが安全とは言い切れません。**

テレビ局などのマスメディアにとって、製薬会社やダイエット商品販売会社は大切なスポンサーです。だから基本的にはそれらへ忖度《そんたく》した情報しか伝えないし、視聴者の健康や命のことは、ほとんど考えていないのだと理解してください。

また「○○が体にいい」という時に、7割の人にはあてはまっても、3割の人にはあてはまらないということは往々にしてあります。自分がその3割かもしれないとの考えは常に持っておくべきでしょう。

ベジファーストよりもタンパク質ファースト

「野菜は身体にいい」というのも半ば常識とされています。しかし一方で、**ベジタリアン（菜食主義者）やビーガン（卵や乳製品も食べない完全菜食主義者）は短命だとする説もあります。**豆類だけでは肉や魚と同等の十分なタンパク質を摂ることができないともいわれています。

過度な節制をすると代謝が悪くなり、エネルギー源であるブドウ糖をうまく活用できなくなって脂肪が体内に蓄積して、食べていないのに太る。太ったからまたダイエットをすると、さらに代謝が悪くなる。**この悪循環の先に待ち受けているのが、カロリーを満たしていても各種栄養素が不足する「新型栄養失調」**です。

また最近はよく「ベジファースト」といって、食事は野菜から摂るのがいいといわれます。しかし平均的な日本人は胃が小さく、すぐにお腹がいっぱいになります。「だから野菜から食べるようにすると他のものをあまり食べずに済み、ダイエットできる」ということなのですが、年をとればとるほど栄養不足による害は増えます。そして**ベジファーストで早くお腹がいっぱいになると、タンパク質などの重要な栄養素が摂れなくなってしまいます。**

60代以降のダイエットは健康に直結しないし、やせたとしても健康長寿になるどころか、むしろ害になるかもしれません。テレビなどの情報だけで「これが身体にいい」と決めつけず、自分の身体の様子を見ながらいろいろと試して、最適なものを探してみてください。普通の食事ですぐにお腹がいっぱいになってしまう人は、栄養補助に市販のサプリメントを利用するのもいいでしょう。

そうやって自分に適した健康法が見つかれば、他の情報に惑わされずにそれを続けるべきなのです。

健康常識

老人性うつには精神安定剤や睡眠導入剤

精神安定剤や睡眠薬は一番やめていい薬

認知症とともに高齢者の脳の大敵となる老人性うつ。抑うつ気分の人や精神科への通院のない人まで含めると、うつ傾向にある高齢者は300万人程度いるものと考えられます。日本の65歳以上人口はおよそ3600万人（2022年、総務省統計）ですから、**かなりの確率で、認知症か老人性うつのいずれか、もしくは両方の症状にあるのです。**突然口数が少なくなったり、それまで好きだったことに関心を持たなくなったりする。これは認知症の初期とうつ病の両方に現れる症状です。

うつ病の症状が出ているのに放置してしまうと重症化するケースがあり、そのせいで最悪の場合は自殺に至るかもしれません。ある程度の期間、うつにあてはまる状態が変わらなければ、きちんと診断を受けて早期に治療するべきです。

うつ病と診断された際には、抗うつ剤と同時に、抗不安剤（精神安定剤）や睡眠導入剤が処方されることがあります。この時、抗うつ剤は治療薬ですから基本的に飲んだほうがいいのですが、**精神安定剤や睡眠導入剤については、よほど眠れないなどの不安症状が強くなければ飲む必要はありません。**常用することで依存症になったり、薬に慣れてしまって効果が薄くなったりもするうえに記憶障害も起こりやすくなります。また筋弛緩《きんしかん》作用のため転倒のリスクも高くなる、高齢者に危険な薬です。精神安定剤や睡眠導入剤は、飲まなくて済むなら飲まないほうがいいのです。

「電気ショック療法」も高齢者のうつには有効

うつ病の治療法には、薬を使わない生物学的治療として「電気ショック」があります。電気ショックというと懲罰や虐待のイメージを持つかもしれませんが、それは誤解です。アメリカでは高齢者に長期間の薬物療法を行うよりも体力の消耗が少ないとの考えから、この治療法を用いる事例が多くなっています。

「無けいれん通電療法」ともいわれ、とくに「身体のあちこちが痛い」と訴える高齢のうつの患者に対して、電気ショックは劇的な効果がみられます。

うつ病の予防においては、日中できるだけ外に出て陽の光を浴びたほうがいいし、室内でも照明は明るくしたほうがいい。また、うつはセロトニンという神経伝達物質の不足で起こるので、その材料になる肉類はどんどん食べたほうがよく、逆に**極端な粗食や菜食主義を続ければ、うつ病になるリスクが高くなると考えられます。**

気分が沈んでいるからといって、それを解消するために多量のお酒を飲むのは考えものです。**脳内の神経伝達物質が足りない状態でアルコールを摂取すると、さらに神経伝達物質が減って、気分がいっそう落ち込むことになりかねません。**

神経伝達物質のセロトニンは加齢とともに減少し、心因的なストレスやショック、あるいは食事をきちんと摂らなかったり、風邪をひくことで減ったりもします。若い健康な人ならたいていは数日で元どおりになりますが、高齢になるとそうはいきません。その場合は精神安定剤よりも脳内のセロトニンを増やす薬が有効です。

うつ状態には至らずとも、加齢とともに「感情の老化」が起こる人は少なくありません。前頭葉が委縮することで意欲、自発性、好奇心が低下して、いわゆる引きこもり老人のような状態になるのです。「高齢者は経験を積んでいて心が強い」というのはまったくの誤解で、脳の働きが低下するにつれて心も弱くなるのです。

また動脈硬化によって自分の感情がコントロールできなくなるケースもあって、この時には「泣き出したら止まらなくなる」というような「感情失禁」が起こったりします。うつ病と似ていますが別もので、顕著な食欲不振や睡眠障害などは起こりませんが、抗うつ剤を飲んでも改善しません。運動などで少し改善することがあるので、試してみるといいかもしれません。

第四章

医者選びの大嘘

健康常識

大学病院は最良の医療を受けることができる

高齢者は大学病院に行ってはいけない

高度医療を提供する大学病院に行けば最善の治療を受けられると信じている人は多いでしょう。しかし、原則的に高齢者は大学病院へ行くべきではありません。

たしかに大学病院では、民間ではやっていないような最先端の治療を受けられるでしょう。しかし若い人であれば、高度な手術などを乗り越えて完全回復が望めるかもしれませんが、**高齢者になると負担の大きな高度な治療によるダメージから完全に回復するのは難しくなります。**

また、高齢者はいくつもの病気を抱えていることが多いのですが、大学病院では基本的に循環器内科、消化器内科、血液内科など病因ごとに診療科目があり、臓器別診療が行われています。そうすると高齢者はいくつもの専門的な診療を受けて回ることになり、それぞれに薬を処方されます。それで薬の飲みすぎになれば副作用の危険度が高まります。そのため**臓器別診療という大学病院のスタイルは、高齢者にはフィットしないと考えられます。**

大学病院では、医者自らが点滴や採血をすることはほとんどなく、たいていは看護師や臨床検査技師たちが行います。教授になるような「偉い」先生は、動物実験によって多くの論文を書いた人たちですから、若い頃には実験用のマウスの細い血管に注射するのが得意だったはずです。現代では倫理的観点から人体実験が禁止されているため研究で人間を相手にする機会は少なく、その意味で医大教授のおよそ8割は、動物ばかりを相手にしてきた「獣医もどき」と言ってもいいほどです。

専門医は高齢者診療の基本がわかっていない

もちろん、動物実験ばかりをしてきたからといって、その医者の話がすべて間違いとは言いません。それでも、やはり**高齢者になったら大学病院の専門医ではなく、地域のいわゆる町医者をかかりつけ医にしたほうがいいでしょう**。専門医は高齢者を診る経験が少なく、高齢者診療の基本がわかっていない可能性があるからです。

高齢者診療の基本は、個人に見合った診療をすることです。とくに70歳、80歳を過ぎれば身体機能やその状態において個人差が大きいので、患者それぞれに対応した診療が求められます。たとえば同じ薬を飲んでも、それが効く人がいる一方で、だるさやふらつきなどの症状が出てしまう人もいるのです。

高齢者診療の基本がわかっていない医者や、患者に向き合って観察しようとしない医者にとっては検査の数値が頼りです。そのため患者自身の健康よりも、数値を正常にすることばかりを考えています。**「薬を飲んだら長生きできる」という確証は医者側にもないはずですが、それでも処方するのは、それしかやり方を知らないだけです。**

また大学病院には研修医の養成という役割があるため、経験の浅い新人の医者が患者を担当することが少なくありません。先端医療として、データが十分でない新薬を使用したり、新たな施術が行われたりすることも多く、そうすると「新人が新薬を使う」というリスキーな治療が行われることになります。そのような治療が、高齢者の身体に多大なダメージを与えるかもしれません。

テレビや新聞で立派なことを言っている大学病院の医者を「きっと立派な先生なのだろう」と信じてしまう人は多いでしょう。しかし、新型コロナ禍の時にテレビで医者の話す言葉を信じたせいで、身体が弱り、要介護になった高齢者が現実にたくさんいたことを忘れてはいけません。

いくら立派な肩書きのある世界的な名医であっても、それが自分にとっても名医であるとは限らない。このことは肝に銘じておかなければなりません。

健康常識

健康診断は定期的に受ける

ガチガチの健康管理は、場合によって健康を損ねるおそれがある

１９５４年に世界初の組織的な人間ドックが日本でスタート。１９７２年には労働安全衛生法が制定され、それ以降は企業の社員について、年に１回の健康診断が義務付けられるようになりました。こうして日本が健診大国になった結果として、今では医者も受診者も健診結果に振り回されるような状況にあります。

では健康診断にはどれほどの効果があるのでしょうか。

健診の受診率は女性よりも男性のほうが高く、とくに高齢者ではその傾向が強くなります。**もし健診に延命効果があったなら、受診率の高い男性のほうが長生きになるはずです。**しかし現実は逆で、２０２２年の平均寿命は男性81・05歳、女性87・09歳ですから、約６年も女性のほうが長い。全国的な健診が始まる前の１９７０年の平均寿命は男性69・31歳、女性74・66歳だったので、**男女の差は健診が始まって以降、むしろ開いているのです。**

フィンランド保健局は１９７４年から１９８９年にかけて健康診断に関わる調査を行いました。40～45歳の上級職員約１２００人を約６００人ずつのグループに分けて、一つは定期健診や栄養チェックを行いながら運動やタバコ、アルコール、砂糖や塩分の摂取を抑制するように指導。もう一つは何も指示せず、調査票の記入だけを依頼して、15年間の追跡調査を行いました。そうして両者を比較した結果、しっかり健康管理をされていたグループは、心臓や血管系の病気、がんの発症、自殺を含む各種の死亡者数など、いずれにおいても指導をされなかったグループを上回ったのです。本来はこの調査で「健康管理をしたグループの寿命が延びる」という結果の出ることを期待していたのでしょうが、現実は真逆になったわけです。この結果の意味するところは、**ガチガチな健康管理は、場合によって健康を損ねるおそれがあるということです。**厳しすぎる管理がストレスとなり、このような結果を招いたのかもしれません。

日本の精神医療体制は整っているとは言い難い

2015年からは、従業者50人以上の企業を対象にストレスチェック制度も義務化されました。これは労働者が自分のストレス状態を知ることで、ストレスを溜めすぎないように対処したり、職場の状況を把握して労働環境の改善につなげることで、うつなどのメンタルヘルスの不調を未然に防止することを目的とした制度です。

ストレスチェックの結果によって面接指導を受ける必要があると医者に認められた時に、診断された当人の申し出があれば、企業は面接指導を実施しなければなりません。

メンタルヘルスの重要性が叫ばれている昨今の社会情勢を鑑《かんが》みれば、当然の制度のように思うかもしれません。しかし残念ながら、**今の日本は精神医療の体制が整っているとは言い難い状況です**。精神科医が一回の診療で、5分話を聞いても1時間聞いても入ってくる収入がほぼ同じという「保険診療の壁」があり、そうすると医者側はどうしても短時間の診療で済ませて回数を稼ごうとします。これでは満足な診療が行き届きません。カウンセリングの専門家である臨床心理士や公認心理師にしても、精神医療の進んでいるアメリカなら腕前次第で相当稼げますが、日本では大学で研究しているほうが臨床にあたるよりも安定して収入を得られる状況で、開業してプロのカウンセラーになろうとする人材は少ないのです。

また全国に82ある大学医学部では精神科の主任教授に若い頃からカウンセリングを学んできた人がまったくおらず、そんな精神医学教育の不備もあって、精神科医になろうとしても精神療法の教育をしっかりと受けられない状態にあるわけです。

健康常識

処方薬を勝手にやめてはいけない

具合が悪ければ自己判断でやめてもかまわない

何かしらの薬を飲んで具合が悪くなり、服用をやめようかという時は、いちいち医者に相談などすることなく自己判断でやめてしまって構いません。医者に言われるままに薬を飲んでいたのでは、薬漬けになってしまいます。医者の言う「身体にいいこと」は、免疫に悪いことばかりと思ってもいいぐらいです。

医療が高度化したことによって検査の数値ばかりが重要視されるようになり、数値に異常があれば正常に戻すために、多くの医者はすぐに薬を出すようになりました。**治療のためというよりも、数値を下げるためだけに薬を出しているのです。**

命に関わるような病気を持っている人であれば「この薬を急にやめたらまずいですか」と医者に確認することは必要です。しかし予防薬の類であれば、飲んで体調を崩した時に「あの薬を飲んでいると調子悪いから、飲むのをやめました」と言えば、医者も「それで構いません」と言うか、「代わりにこちらの薬を出しましょう」となるはずです。しかし、患者の体質に会わない薬を続けさせる医者もかなりいるため、その時に我慢して医者に不調のことを言わないでいると、「血圧が正常になっているから続けましょう」などと言われて飲み続けることになってしまいます。

大体、頭痛薬や睡眠薬を「調子がよかったので飲まなかった」と言って、怒るような医者は相当おかしな医者ですから、二度と行かないようにしてください。我慢して通ってまで気に入らない医者と付き合う必要はありません。

待合室がサロン化する病院には理由がある

一方で、普段から高齢者の集まっている病院もあります。そういったところには患者の話をよく聞いてくれて、相談しやすい医者が少なからずいるものです。「待合室が高齢者のサロン化している」「保険料のムダ遣いだ」などと批判されることもしばしばありますが、**高齢者にとって快適で健康にもいい病院だからこそ、多くの人が集まるというのも事実なのです。**

高齢者にとっての理想は、薬への不満をしっかりと受け止めてくれる医者と出会うことです。「飲むと調子が悪くなります」と訴えた時に「少し減らしてみましょう」と臨機応変に対応してくれるなど、話しやすく、会うと気持ちが楽になる相性のいいかかりつけ医を見つけたいものです。

ちなみに、薬の過剰投与がなぜ起きるのかというと、これは病院が儲けたくてやっているわけではありません。処方する薬が1種類から3種類になったところで、処方箋の報酬はまったく変わりません。ではなぜたくさんの薬を処方するのかというと、医者が総合診療医としてのまともな教育を受けていないためです。『今日の治療指針』という医者向けのマニュアル本があるのですが、そこに書かれた標準治療薬を診断名に合わせてそのまま処方しているため、薬がどんどん増えてしまう。つまり、**やたらと薬を処方するのは臨床医としての未熟さの表れとも言えます。**

医者から出された処方箋を薬局へ持っていった時に「ジェネリックにするかどうか」を問われることがあります。ジェネリック医薬品とは独占的販売期間の終了後に発売された後発医薬品のことで、基本的に通常の薬よりも安価です。これについては、今のところ「たぶん大丈夫だろう」としか言えません。**ジェネリック医薬品は売り上げが何千億円になる大企業がつくっているものもあれば、小さな町工場でつくっているものもあります。**小さな町工場でも、良心的な製造者が「少しでも安い薬を」と善意でつくっているジェネリックもあれば、「成分さえ入っていればいい」というものもある。とりあえず大きな会社でつくっているほうが安全だろうとは思いますが、そこは自己判断にお任せするしかありません。

健康常識

病気以外の不調も医者に健康相談

医者は病気を治すプロだが、健康のプロではない

医者の言葉ならなんでも信じて「専門家の言うことだから素人の意見とは違う」などと言う人がいます。そういう人は医者から「健康のためにはこれを食べたほうがいい」「あれを飲んだほうがいい」などと言われればそのまま従うのですが、私からすると「医者はそんなに信用されているのか」と少々驚いてしまいます。

実際のところ、**多くの医者は健康法についての信用に足る専門知識を持ち合わせていません。**たとえば、「免疫力がアップするから納豆を食べなさい」とか「もうちょっと肉を減らして魚中心の食生活に変えたほうがいい」などと栄養についてのいろいろなアドバイスをしていても、彼らは大学の医学部で栄養学についてはいっさい教えてもらっていないのです。探せば栄養学を教えるゼミのようなものはあるのかもしれませんが、少なくとも普通の医学部に栄養学の科目はありません。

だから医者は独学で勉強しただけであって、決して専門家として言っているわけではなく、「○○健康法」とか「カラダにいい○○」みたいな本を何冊か読んだ一般人と大差ありません。

海外の栄養学に関する論文を読んでいる人もいるでしょうが、医者でなくとも、今時はちょっと詳しい人ならインターネットで海外の論文を読むことはできます。

病名のついた病気しか診療しない

日本の医療は外国と比べて少々特別なところがあります。保険診療についてはやっている国とやっていない国があり、その制度も国によって異なる部分はあるのですが、日本の場合は「病名のついた病気だけにしか保険は適用されない」ということになっています。たとえば年齢のせいで歩くのもおぼつかなくなってきた時に「なんとか50代の身体に戻すことはできないか」と医者に尋ねたとします。しかし、これは病名がないため、医療行為としての点数がつきません。医者や病院からすれば診療報酬がつかないので診療の対象にしようとはしません。健康回復や若返りの研究をしている医療機関も一部にはありますが、どうしてもそれは二の次、三の次。あくまでも病名のついた病気の治療が主体になります。

医者は身体の悪いところや病気を治す専門家であっても、人を健康にする専門家ではないのです。「病気になりたくない」ということなら、まだ医者の専門分野に関わってくる部分もあるでしょうが、単に**「健康になりたい」と言ってみたところ**

で、ほとんどの医者は適切な解決策を持っていません。

精神科医ならさまざまな不安に答えてくれるのかと言えば、こちらもそんなことはなく、基本的にはうつや適応障害などの病名がつく症状の治療が主になります。

カウンセリングにおけるプロと素人の違いは「プロにはいろいろな手段がある」という点です。素人のアドバイスで精神状態がよくなることもありますが、それがダメだった時の次の手段を素人は持っていません。ヘタなことを言ってかえって落ち込ませることも多々あります。

この時にプロであれば別の手段を知っていますし、「この患者にこれをやると、こんな危険がある」などの副作用の知識もあります。ところがプロの中にもそのような危険を知らない者がいます。精神科医や臨床心理士は個々のレベル差がかなりあり、とくに精神科医はまともなカウンセリングのトレーニングを受けていない人がほとんどなので、**カウンセリングが原因で患者が自殺してしまったというケースも、実はけっこうあります。カウンセリングにも副作用はあるのです。**

これは大学での教育が悪いせいなのですが、ともかく精神科医を選ぶ際には、しっかりとした下調べが必要だということは知っておくべきでしょう。

健康常識

AI診断など最新医療は信用できる

現段階では対面による問診や触診も大切

２０２２年度の診療報酬改定により、新たに「人工知能技術（ＡＩ）を用いた画像診断補助に対する加算（単純なコンピュータ断層撮影など）」が、保険適用されることになりました。ＡＩによる医療の質の向上を目指した取り組みはどんどん進んでいます。なかでも進歩が著しいのはＡＩがレントゲンや胃カメラなどの画像から病理診断をするもので、人間の医者以上の精度が期待されています。がんの見落としなどもＡＩのほうが少ないでしょう。今後はＡＩを活用したオンライン診療も増えて、スマホやパソコンを使った自宅での受診も一般的なものになるはずです。

ＡＩ社会と言ってもまだ現実味が感じられないという人は多いでしょうが、**ＡＩはこれからの超高齢社会と相性がいいと思っています。**私自身は、パソコンやスマートフォンを買い替えるたびに設定を業者にやってもらっていますし、ちょっとしたトラブルも自分で直せないようなＩＴオンチですが、これからのＡＩはそんな私のような人間にとっても味方になってくれるでしょう。

高齢者医療の現場にいると「これからの時代、お年寄りはついていくのが大変ですね」などとよく言われますが、それはＩＴとＡＩの違いをわかっていない人の考えです。ＩＴは基本的に道具ですから自分で使い方を覚えないといけませんが、Ａ

Ｉは使い方を覚える必要がありません。指示をすればＡＩ側が学習して私たちの代わりに考えて、いろいろやってくれます。そして**ＡＩの進化でもっとも恩恵を受けるのが高齢者です**。現在の高齢ドライバーは周囲から「免許を返納しろ」などと言われて肩身の狭い思いをしていますが、ＡＩによる自動運転が一般化されればもうそんなこともありません。「どこどこに連れていってくれ」と言うだけで、ＡＩは目的地までの最短コースを選び、さらに飛び出してくる人などを感知して、勝手にブレーキを踏んでくれます。事故を起こさないことではおそらく人間以上に力を発揮してくれるはずで、それなら高齢者も堂々と自家用車での移動が可能になります。

難しいやり方を覚えなくても命令するだけで使えるようになれば、多少ボケてきてからでも便利にＡＩ技術を使うことができるでしょう。

ＡＩと医者が役割分担する時代に

医療においては、まずＡＩと医者の役割分担が進んでいくのだろうと思います。医者が患者を診る前にＡＩが画像診断を行うことで、負担が軽減された医者はより難しい症例に注力することができるようになりますし、医者が診断した後にＡＩが判別することでダブルチェックを行い、重大な見逃しが激減するといった具合です。

またＡＩが取得する患者データは、今後のＡＩ医療において活用されることになります。血圧や血糖値などのデータが集積されれば、今の健康診断の基準値よりも実態に近い数値がわかります。それによって高齢者医療もどんどん緻密で詳細なものになっていくでしょう。今の段階では「こんなことは無理だ」と思うようなことでも、進化したＡＩがどんどん解決してくれて、患者に負担がかからない新たな治療法が開発されることも期待できます。

ただし、ここまでに言ってきたことはあくまでも理想の将来についての話です。**ＡＩ診療も最初のうちは、おそらく元のデータに欧米のものが使われるはずですから、今だと日本人に合わない治療法を押しつけてくることも考えられます。**「ＡＩ治療」と言いながら何かしらの実験台にされる危険もゼロとはいえません。

少なくとも今の段階では、問診や触診といった人対人の診療のほうが安心できますし、若い人ならともかく、一人ひとりの個人に合わせられるという点では高齢者に合っているのだろうと思います。

健康常識

担当医にはお礼の心付けが必要

質問攻めするような「面倒な患者」になれ

２００９年から２０１４年にかけて、群馬県の群馬大学医学部付属病院で１人の医者が18人の患者を腹腔鏡手術と開腹手術で死なせてしまうという医療事故が起こりました。この期間のこの医者による最終的な死者は30人ともいわれています。

医療業界においてはそれ以前から「群馬大学病院は動物実験ばかりの研究重視で、臨床軽視の病院」として知られていました。ここからは私の妄想ですが、そんな群馬大学病院を受診する患者に対して、医者たちはもしかしたら次のように考えていたのではないでしょうか。「この患者、群大に来るということは、大学病院というだけで信じるカモだ。だったらヘタクソな医者の練習台にして、もし失敗したところで〝ウチでダメだったのだから、他の病院ではなおさら助からなかったでしょう〟とでも言えば素直に信じて納得するだろう」……。少なくとも、被害に遭った人たちが、まさか自分が死ぬとは思わず、群大での手術に納得していたはずです。そして群大でのこのようなミスは、氷山の一角に思えてなりません。

群大はかなり極端な例ですが、他の病院でも、初診時に「無知で気の弱そうなこの患者なら、失敗しても訴えられないだろう」と値踏みをされて、これまでにやったことのない難しい手術などの練習台にされることがないとは言えません。医者からバカにされ、軽く扱われるというのは本当に危険なことなのです。

医者になめられたら命に関わる

初めての病院へ行く時に、もっとも大切なのは「なめられないこと」で、そのために決してやってはいけないことの一つが「お礼」です。「事前に心付けを渡しておけば医者は丁重に扱ってくれるだろう」と思うかもしれませんが、話は逆です。病棟を建て直せるほどの巨額な謝礼なら話は違ってきますが、**3万円、5万円程度のお礼では「医者を素直に信じる扱いやすい患者だ」と思われるだけです。**

では医者になめられないためにはどうしたらいいのか。医者は施術に失敗した時に訴えられそうな患者を怖がります。だから初診の際に、病気に関する大量の資料を持ち込んで「いろいろ病院を比べてみたら、このような結果になっていますが、先生はどうお考えでしょう」「この治療の副作用はどうなっていますか」などと質問攻めにするのです。そうすると医者は「詳しく調べている手強い患者だ」と感じて、その後の診療では慎重になるでしょう。

ちょっと前の時代なら詳しい資料を集めることは難しかったのですが、今はインターネットで自分の病状や受ける治療について、大体のことを調べられます。

そうしてみっちり調べていき、一つひとつ答えられるかどうか試していくのです。たとえばコレステロール値が高かった時、たいていの医者は「じゃあ薬を出しましょう」と言います。その時に「コレステロール値が高いほうが長生きするのを知っていて薬を出すのですか」とやり返せば、医者は「そんなのは俗説です」などと言うでしょうが、内心ではその患者のことを「侮れない」と感じるはずです。そうして最後にこちらから**「弁護士にも確認したのですが、この程度の手術で失敗したら医療ミスということですよね」などと釘を刺しておけば完璧です。**

「そんなことを言ったら医者に嫌われる」と思うかもしれませんが、自分の命が懸かっているのです。ミスをしたら訴えられると思えば一生懸命にやるのが医者の心理です。逆に訴えられないと思うとつい手を抜く医者は少なくありません。

治療が無事に終わった後なら、そこでお礼を渡すのはいいことだと思います。勤務医の人たちの給料は決して高くありませんから、きっと感謝してくれるはずですし、次に行った時には丁寧な診療も期待できるでしょう。

健康常識

海外発の新薬、新技術は効果が高い

海外の症例が日本人にもあてはまるとは限らない

日本において血圧や血糖値などの「基準値」とされている数値の多くは、アメリカなど海外のデータが元になっています。使用される薬剤に関してもそれは同じです。たとえば、日本人の8割以上が接種した新型コロナのmRNAワクチンも日本人に対しての大規模な臨床試験はなされず、アメリカなどでの治験で有効性がみられたことで使用されました。

しかしアメリカ人にあてはまることは、本当に日本人に対してもあてはまるのでしょうか。日本で大規模な調査が行われていない以上は、なんとも言いようがありません。とはいえ、食文化も生活習慣も異なるのですから、基準にすべき数値も日本とアメリカでは異なると考えるのが自然でしょう。

そもそも、基準値を決めるまでのプロセスも相当怪しいものです。基準値には「基準範囲」という正常とされる幅があり、これは1000人、1万人といった多数の健康な人を検査した時の「分布の中央95%区間」を指します。つまり、**100人の健康な人を集めたなかから5人を「健康でない」と除外しているのです。**一応の目安にはなりますが、それで正常と異常を分けてしまうのはかなり乱暴な話です。

しかも、基本的には若い人のデータが元になっていますから、高齢者が基準範囲から外れるのは当たり前のことだとも言えそうです。ですから、さまざまな数値に一喜一憂することはありません。多くは外国人の健康な若者の一部の数値が基準値になっているだけで、それが自分にも同じようにあてはまるとは限りません。医者から「この数値がおかしい」と脅されても鵜呑みにする必要はないですし、逆に正常の範囲に収まっているからといって、健康のお墨付きが出たわけでもありません。

日本の医療サービスはエビデンス不要

日本において、日本人を対象とした大規模な比較調査があまり行われないのは、医療システムの問題があります。アメリカの場合だと、高い効果があるという科学的根拠（エビデンス）が認められた医療サービスについては自己負担割合を減らし、治療ではお金の支払いがなくなることも珍しくありません。エビデンスが認められれば民間の保険会社がきちんと支払い、より多くの人に医療サービスを安価で提供できるようになるのだから、研究者や製薬会社はエビデンスを証明するために大規模臨床研究を盛んに行うようになります。

しかし日本では官庁の認可さえ下りたなら、薬も医療サービスもエビデンスの有無にかかわらず自由に使うことができます。エビデンスがなくとも他の薬などと同じように公的保険が適用されるため、わざわざ多額の費用をかけて大規模調査をしてまでエビデンスを得ようということにはならないわけです。

本当に日本人の健康のためというのであれば、健診の基準値にしても海外製の薬剤にしても、日本人を対象にした調査が望まれます。それがないことには検査結果による医療を信頼したり、薬を安心して使うことはできません。現実にも薬の認可の際には治験が原則的に義務付けられているはずなのです。

「これまでの薬より副作用が少なくなった」などと言ってやたらと新しい薬を勧めてくる医者もいますが、実際のところは使用後のエビデンスや副作用の有無もわからないですし、使ってみないことには自分にも同じ効果が見込めるかどうかわかりません。

ですから、**それまで使用していた薬でとくに問題がなければ、いくら医者にいわれても新しい薬に替える必要はありません。**不要だと感じたならば薬自体を飲まなくても構いません。医者が新薬を勧めてくるのも、患者のためではなく、新薬の利権につながる上司などからの圧力を受けてのことかもしれないのです。

健康常識

病状に合わせて臓器ごとの専門医にかかる

臓器別ではなくトータルの健康を考えるべし

現在の日本の医療は基本的に「臓器別診療」のスタイルをとっていて、病気を総合的な視点から捉えるのではなく、各医者が専門とする臓器の状態から診断・治療をすることが当たり前のように行われています。近年ではトータルで病気を診る「総合診療」も増えていますが、それでも多くの医者たちは「臓器の専門家」のままで、**彼らが「病気が治る」ということの意味は、あくまでも「臓器の状態がよくなる」ということです。**

臓器別診療が一概に悪いわけではなく、非常に難しい手術や専門性の高い病気については、やはり専門医に診てもらうほうがいいでしょう。しかし、**高齢者の場合は、臓器別診療が悪い方向へ転がることのほうが多いように思います。**

たとえば、循環器内科の医者は高齢者に「コレステロール値を下げなさい」と指導します。この値が高いと動脈硬化になりやすく、心筋梗塞や脳梗塞で亡くなる人が増えるとされているからです（実際には日本人を対象としたエビデンスはありません）。しかし、コレステロール値を下げれば免疫機能が低下してしまい、そうするとがんが発病したり、感染症にかかりやすくなったりします。その結果、血管系の疾患で死ぬ人は減っても、がんや肺炎で死ぬ人が増えるということが起こり得ます。「コレステロール値が高めの人のほうが長生きできる」という調査結果は多数ありますが、その逆はほとんどありません。それでも循環器内科の医者は「心臓のためにはいいのだから」といってコレステロール値を下げることにこだわります。

また臓器別診療の弊害は、薬の多さにも表れます。一つの病気で病院に行ったつもりが、いろんな専門医のところへ行かされるうちに10種以上の薬を飲むことになるのも珍しくありません。しかし多量の薬を飲み続ければ、身体に大きなダメージを残すおそれがあります。身体のどこかに効果がある薬は、別のところに対しての「毒」でもあるからです。

李登輝元台湾総統が指名した日本の名医

高齢者にとって、病院や医者はとても身近な存在です。杓子定規《しゃくしじょうぎ》にいつも決まったことしか言わず、こちらの話を聞いてくれないような医者とは、付き合わないほうが賢明です。**病院との相性は、待合室に入った瞬間にもわかるものです。明るい印象を感じたなら、医者が患者さんときちんと向き合っている証拠です。**反対にどんよりと暗い感じがするならば、避けたほうが無難です。人生経験の豊富な高齢者ならではの感性が病院の良し悪しを教えてくれているわけですから、その直感を信じてください。病院は具合が悪い時に行く場所ですから、話をしていて気持ちがいいとか、真剣に話を聞いて応じてくれる医者のほうがいいに決まっています。

近所に「訪問診療」の看板を掲げる病院があったなら、なんでも対応できそうな印象を受けるでしょう。しかし勤務する医者が、以前には別の大学病院などの循環器科や呼吸器科の専門医だったということはよくあり、自分が専門医であるという証書を待合室に掲示している医者もたくさんいます。そんな医者に健康全般の相談をしてもムダに終わることは少なくありません。**病院のホームページなどから医者の来歴を調べてみれば、よりよい医者を見つける可能性は高まるでしょう。**

97歳まで生きた李登輝元台湾総統はかつて、名医と言われる光藤《みつどう》和明先生に心臓病の治療をしてもらうため、わざわざ岡山県の倉敷中央病院までやってきました。一方で、やはり心臓に問題を抱えていた橋本龍太郎元総理は、選挙区でもあった倉敷中央病院ではなく、医療関係者の間で評判の芳しくなかった国立国際医療研究センターにずっとかかっていて、68歳という若さで亡くなりました。日本人よりも海外の人のほうが、日本の名医の情報を詳しく調べることもできるのです。

第五章

老後生活の大嘘

健康常識

自宅で死ぬのが幸せ

「在宅看取り」と「在宅介護」は別もの

２０１７年の厚生労働省の調査によると、**約８割の人が病院や高齢者施設よりも自宅で最期を迎えたいと回答しています。**多くの人が住み慣れた場所で自分らしく死んでいきたいと考えているのでしょう。

自宅で最期を迎える時に、避けて通れないのが在宅看取りと在宅介護ですが、この２つの言葉は似ているようでいて、実質はかなり異なります。

末期がんなどで手の施しようがなくなった人が余命１年や半年と宣告された時、自宅で死ぬことを希望して、それを家族が介護しながら看取るのが在宅看取りです。その間に患者と家族が思い出をつくることのできるメリットがあり、みなが満足した状態で亡くなっていくケースが多いようです。新型コロナ禍以降、病院での面会が制限されて家族が死に目に会えないケースも増えたこともあり、在宅看取りを希望する人は増えています。

一方の在宅介護は、なんらかの病気で寝たきりになった人や認知症の人などを最期まで自宅で看病することで、これはいつまでその状態が続くのかがはっきりしません。出口の見えないトンネルに入るようなもので、**「愛する家族の希望どおりに自宅で」と在宅介護を始めても、長引くにつれて介護する側は疲弊します。**

このように在宅看取りと在宅介護は、その内実がまったく違うのです。「在宅介護の延長線上に在宅看取りがある」といった解釈は改めなければなりません。

国の医療費負担を家庭に押しつける「在宅死」

在宅介護と在宅看取りが混同されるのは、政府がこの2つの言葉をひとくくりにして在宅介護を進めようとしているためです。

１９９０年代半ばまで、自宅で世話を続けられない要介護者は入院するのが当たり前でした。それほど重い病気でなくとも亡くなるまで入院して、実質的な介護は病院が担っていたのです。このことは「社会的入院」と呼ばれていました。

ところが高齢化が進み、医療財政の逼迫《ひっぱく》や、不要な治療で高齢者を食い物にする悪徳病院の摘発が重なったことなどから、社会的入院が「医療費の無駄遣い」と非難されると、長期入院の保険点数が削減されたこともあって入院期間は短縮されました。「介護療養型医療施設」と呼ばれた従来型の老人病院も２０２３年度末に完全廃止となりました。

高齢者を施設で介護するよりも、自宅で家族に介護を任せるほうが医療費や介護費用への公的負担は少なくなります。そこで政府は、在宅介護と在宅看取りを混同させるような「在宅死」という言葉を生み出して、介護医療費を公金から出すのではなく、個々の家庭に負わせることにしました。

そんな政府の思惑にまんまと乗せられた部分もあるのでしょう。親や配偶者を介護施設に預けることを悪いことのように考える人が少なからずいます。

しかし、本当にそうでしょうか。**在宅介護は、育ててもらったことへの感謝や長年連れ添ったことへの想いだけで引き受けられるほど簡単なことではありません。**神経難病や認知症も症状が軽いうちはなんとかなっても、重症化すると愛情だけではとても支え切れなくなります。想像もしなかった苦労の末に、介護離職や介護うつ、虐待、最悪の場合は介護殺人という結末にもなりかねません。

介護施設を利用することは決して悪いことではありません。ただし、一口に介護施設といっても運営主体や入居条件、介護の中身や費用などはそれぞれ異なります。現状では玉石混交の状態と言えますから、事前のしっかりとしたチェックは欠かせません。

健康常識

無病息災を常に心がける

病気を抱えたまま生きていく「ウィズの精神」が大切

「一病息災」という言葉があります。少しくらい病気のある人のほうが、いろいろと健康を気遣って検査を受けるなどするため、結局は身体にいいという意味です。

しかし、これは現状の日本にはあてはまらないように思います。今、病気で検査をして血圧が高いとなると、すぐに他の臓器も検査をされて、それぞれの症状に関する薬を飲まされてあっという間に薬漬けです。さらには塩分を控えろ、酒を飲むな、タバコは吸うなと言われ、「一病」があったせいで、「無病」になるための節制**だらけの味気ない暮らしをさせられることになってしまいます。**

私が浴風会病院に勤務していた当時、「糖尿病の人はボケない」といわれていました。実際に、亡くなった人の脳を解剖してみても、糖尿病の人よりもそうでない人のほうが3倍多くアルツハイマー型認知症になっていたのです。

ところが、福岡県久山町では別の報告が出ています。久山町は町をあげていろいろな検査をして、亡くなった人は解剖調査するといったことを行っているモデル都市なのですが、そこで調べた結果では、糖尿病のあった人のほうが、ない人と比べて約2倍以上、アルツハイマー型認知症になっていたというのです。

なぜ浴風会の調査と逆の結果になったのか。浴風会では「糖尿病の人もそうでない人も、生存曲線がまったく変わらない」という老人ホーム入居者のデータがあったため、高齢者の糖尿病については重症でなければ治療をしなくていいという対応をしていました。ところが、久山町ではすべての糖尿病患者を治療しています。糖尿病治療で血糖値を正常にしようとすると必ず低血糖の時間帯が生まれ、その時間帯に脳がダメージを受けるというのが私の考えです。つまり、久山町の調査結果が示すのは、**「糖尿病だから認知症になりやすい」のではなく、「糖尿病の治療をするから認知症になりやすい」ということではないかと推測しています。**

神奈川県の川崎市麻生区が長寿日本一の理由

高齢者は何か病気があっても、普段の生活で支障がなければ無理に治療はせず、病気を抱えたまま生きていく「ウィズの精神」が大切です。私自身も「血糖値を無理に薬で下げようとせず、運動でコントロールする」「お酒はやめず、うまいものは食べ続ける」というウィズの精神で高血糖と付き合っています。**ウィズで生きたほうが残りの人生を楽しめますし、そのことでかえって免疫力が上がり、がんにな**

りにくいというメリットを享受できる可能性が高いと考えているからです。

厚生労働省が2020年の平均寿命を自治体別に調べたところ、トップは男女とも神奈川県川崎市麻生区でした。女性は89・2歳、男性は84・0歳です。なぜ麻生区が長寿日本一なのか。その理由を医学的に解き明かすには長期に及ぶ調査を詳細に行う必要がありますが、この件を解説した記事によると、麻生区に住む人たちはよく歩くそうです。2022年度の川崎市高齢者実態調査では、麻生区で介護や支援を必要としない一般の高齢者のうち88・2%は毎日15分程度の歩行を「できる・している」と答えています。また、イスから何もつかまらずに立ち上がることのできる一般高齢者の割合は82・4%ということでした。

麻生区は坂が多く、坂の端に階段が設けられていて、その上り下りで知らず知らずのうちに足腰が鍛えられているのかもしれません。

平均寿命日本一という結果を受けて、麻生区では「『健康長寿』をめざす取組」を掲げていますが、そこでもウォーキングなどの運動を推奨しており、とくに健康診断などには触れられていません。こうしたことから、**やはり治療や薬よりも普段の生活のほうが寿命や健康との関連が大きいように思います。**

健康常識

年相応の生き方を

いくつになっても刺激を求めよう

男性ホルモンは、いわゆる男らしさを促進して、社交性や攻撃性といった外に向かう力を生み出します。男性は中年期を過ぎるとこれが減少し、逆に女性は高まっていきます。妻はどんどん外に出て、人と会ったり趣味の活動を始めたりするのに、夫は何もせず家にこもってすべて奥さんに頼りきりという高齢の夫婦をよく見かけますが、これも男性ホルモンの影響によるものだと考えられます。

男性ホルモンを回復させるには、肉を食べたり、ホルモン投与をしたりといった方法がありますし、異性に対して胸をときめかせるだけでも分泌が盛んになります。**男性ホルモンを増やすために「愛人をつくれ」とは言えませんが、たまにキャバクラやスナックへ行くぐらいのことはあってもいいと思います。**女性もかつての憧れのスターや韓流アイドルの追っかけをすることで、一気に若返ったりします。自分が若々しく生きるために必要なのだと思えば、世間体を気にしてブレーキをかけることはありません。

ネット動画やDVDなどのアダルト作品を視聴することも有効ですが、これについては個人それぞれの許容範囲が異なります。高齢者ほど「道徳的でなければいけない」という観念が強いので、視聴すること自体に罪悪感を持つ人もいるでしょう。

アダルト作品を視聴して「悪いことをしている」とネガティブな感情が起きるようなら、かえって脳に悪い影響を与えかねないので無理に見る必要はありません。

バイアグラやシアリスで健康になる

男性の性的機能を回復させるとして、一時期話題になったバイアグラという薬があります。これはもともと動脈硬化状態の血管を柔らかくすることで血圧を下げる新しいタイプの血圧の治療薬として開発されました。想定していたほど血圧は下がらなかったのですが、思いがけず下半身への効果がありました。それで性的な目的で使われるようになったわけですが、改めて調べてみるとやはり血管は柔らかくなることがわかりました。バイアグラは5時間程度しか効き目が続きませんが、同様の効果のあるシアリスなどの薬は36時間作用して、全身の血管がかなり柔らかくなります。健康のためにも、性的な目的のためにも、試してみる価値はありそうで、私の知り合いの泌尿器科の教授も「2日に1回の服用」を勧めています。

70歳を過ぎると、同じ年齢でもすっかり老け込んでおじいちゃんおばあちゃんにしか見えない人と、若々しさを感じさせる人とで極端に別れます。同窓会などで各人の見た目の違いに驚くこともあるでしょう。**70代というのはとても大事で、この時期に身体や頭をしっかり使い続けることで若々しくいられるし、そうでないと、どんどん老け込んでしまいます。**だからこそ、**ずっと続けてきた趣味や遊びも「そろそろ控えよう」というのではなく、やり続けることが大切です。**「諦める」ことに慣れてしまえば、さまざまなことに対する意欲がどんどん薄れてしまいます。

あえて未経験のことに挑戦してみるのもいいでしょう。そういったことのできる人は、脳も外見もずっと若いままでいられます。逆に「毎朝これを食べなければ始まらない」というような決めごとばかりを頑固に守り続けて、新しいことを受け入れないでいると、頭の固いおじいちゃん、おばあちゃんになってしまいます。

昔はできていたことができなくなったとか、使いこなせない機械や知らない言葉が増えただとか、鏡を見て老けたなとため息をつくとか、自信をなくすようなことばかりを考えるのはやめたほうがいい。これまで家族や社会のために働いてきたのだから、多少図々しくなっても構いません。**やりたいことをやって、近所の名物おじさん、名物おばさんになるぐらいのほうが元気に生きられるというものです。**

健康常識

子どもや孫に財産は残す

財産は自分で使い切る

子どもに財産を残さない代わりに、子どもの世話にもならない。これからの時代はそういう覚悟が必要になってくるように思います。たとえば今、持ち家があるのなら、それを売ったお金で優良な老人ホームに入居して、あとは介護保険や年金を使って生活していく。そんなやり方もあるでしょう。福祉先進国といわれる北欧では、高齢者の介護は基本的に専門の施設で行われています。グループホーム的な地域密着型や、在宅であってもプロが看《み》てくれることが多いのです。施設に入所して、プロのスタッフによる介護を受け、子どもはたまにお見舞いに来るというスタイルが一般的で、子どもが自宅に引き取って親の介護をすることはまずありません。

日本では伝統的に、子どもが親の面倒をみることを当たり前とする風潮があります。しかし、そのせいで親子が共倒れになってしまったのでは意味がありません。

「子どもに嫌われたくないから」「面倒をみてもらいたいから」といってお金を残したところで、遺産をめぐって子ども同士のケンカが起こり、険悪な関係になってしまうケースはたくさんあります。資産家でなくとも、100万円、200万円のお金のうちのどれだけを遺産として受け取るかできょうだいが争う。今の日本には、そのくらい貧困な家庭がたくさんあります。それならいっそのこと、全部使ってしまったほうが、みなが平和に暮らせるというものです。

健康寿命を延ばせば子どもの負担が減る

「健康寿命」という言葉を聞いたことのある人は多いでしょう。これは心身ともに自立していられる期間のことを意味します。

厚生労働省の調べによると２０１９年の日本人の健康寿命は、男性が72・68歳、女性が75・38歳でした。これはつまり男性はおおよそ73歳、女性は75歳になると、健康上の理由で生活に支障が出るという意味でもあります。対して同年の調べで平均寿命は男性が81・41歳、女性が87・45歳でした。そうすると平均寿命から健康年齢を差し引いた年数、**男性なら約９年、女性は約12年間は、なんらかの支障を抱えながら暮らすことになります。**

この期間をどのように過ごすのか。ずっと子どもの世話になり続けることが困難ならば、他の準備をしなければなりません。身体が弱った時に備えて、介護を頼ることのできる公的サービスなどを探しておくことは、今の時代に必須のことです。

さらに大切なのは健康寿命を延ばすことです。そのためにも高齢者はもっと遊ぶべきだと思います。**健康のために遊び、健康のためにお金を使う。それで健康寿命が延びたなら、これは子どもの介護負担を減らすことにもつながります。**

日本において高齢者は地味に暮らすのが当然だと思われているところがあり、「年金で昼からお酒を飲むのはいかがなものか」「年金生活者がパチンコに行くとはけしからん」などと批判されることも多々あります。しかし、家の外に出て遊べば前頭葉が刺激されますし、楽しむことは免疫機能に好影響を与えます。

感情の老化を予防するには、年をとるほど強い刺激が必要になります。脳の老化によって弱い刺激には反応しにくくなることに加えて、積み重ねた人生経験によって多少のことでは心に響かなくなるからです。いろいろな経験を積んだおかげでたいていのことは先が読めてしまうので、さまざまな経験によって刺激を受ける機会が減っていくのです。

資本主義社会とは「お客様は神様です」の社会ですから、お金をたくさん使うことで、よりよいサービスが受けられるようにできています。お金を使って自己愛を満たす刺激が得られるのなら、思う存分に使いましょう。

健康常識

老いては子に従え

時には、自分の気持ちに素直に従うことも大切

自分自身の選択に子どもが絡むことで、高齢者が幸せになれないケースがあります。たとえばある程度の資産を持つ人が配偶者と死別し、しばらくしてから再婚しようと考えた時。たいていの子どもたちは「そんなの財産目当てに決まっている！」と猛反対するでしょう。逆に資産のない人が再婚しようとすると、子どもたちは「二人で幸せに暮らしてね」と歓迎してくれたりします。

資産を持つ人のほうが幸せな選択ができないということで、私はこの現象を「金持ちパラドックス」と呼んでいます。欧米ではこんなパラドックスに悩む人はいません。資産があってもなくても、再婚したい人は自分の意思で再婚します。

日本でも欧米と同じように、いくら子どもに反対されても自分の気持ちに従って再婚すればいいと思います。たとえ相手が財産目当てだったとしても、その財産を手に入れるためにはきちんと最期まで看取らなければならないのです。

ところが、子どもの言うとおりに再婚しなかったからといって、その子が面倒をみてくれるとは限りません。親の幸せよりも財産を優先するような子が、どれほど寄り添ってくれるのかと考えれば、大した期待はできないでしょう。

もちろんそんなことのないように普段から子どもとしっかりと関係を築いている

人ならこんなことを考える必要はないのですが、いずれにしても高齢になって子どもが自立した後、第一に考えなければいけないのは、自分が後悔のない人生を送ることです。子どもの言うことばかりを聞いて、後々になって「こんなはずじゃなかった」ということがないようにしてください。

うつ症状を感じたらすぐにメンタルクリニックへ

子どもの世話になるのとは逆に、自分が介護をしなければならない立場の人もいるでしょう。夫婦間、あるいは親子間での「老老介護」は今後大きな社会問題になることが予測されています。まだ国民全体が短命だった時代は、60代になれば親も周囲の人々も亡くなっていることが多かったわけですが、現代は長寿化によって、60代になってから80代、90代の親の介護が始まることが珍しくなくなりました。自分が高齢になってからもこうした介護の負担が続くようだと、当然メンタルや身体に悪い影響を与えることになります。

その時に恐ろしいのが老人性うつです。「最近、物忘れが増えた」「急に気分が憂鬱になる」「よく眠れない」といった症状が表れたなら、うつの初期症状の疑いがあります。その時にはすぐにメンタルクリニックなどへ行くようにしてください。**うつは認知症とは異なり、早い段階であれば治療が可能な病気です。**またこの時に「年をとるにつれて、心身に変化が起こるのは当たり前のことだ」と覚悟しておくと、これまでになかった心身の状態になった時にパニックを起こさずに冷静な対処ができます。

高齢になると「性格の先鋭化」と呼ばれる現象も起こります。性格の先鋭化とは、もともと怒りっぽい人がより怒りっぽくなったり、疑り深い人がより疑り深くなったり、頑固な人がもっと偏屈になったりする現象を言います。よくテレビのワイドショーなどで話題になる「キレる高齢者」「困った老人問題」なども、性格の先鋭化が原因になっているケースが多いように思われます。

逆に、ついつい保守的な行動をとりがちになる人も少なくありません。「昔からやってきたやり方を変えられない」「住み慣れた場所から離れて別の場所に行くのが億劫《おっくう》だ」など、新しい挑戦を負担に感じてしまうのです。これらは前頭葉が老化していることの影響と考えられ、自覚的に修正していかなければなりません。

健康常識

何事にも謙虚に生きる

謙虚になりすぎると「うつ」のおそれも

私はかねてから高齢者に対して、個人主義を推奨しています。「若い人たちに迷惑をかけてはいけない」と遠慮したり萎縮したりする必要はありません。

だからといって自分の価値観を押しつけてもいけません。年長者であることを盾にして年下の人に対して理不尽に威張ったり、無理強いをしたりすることは、ムダな衝突を生んで世間を狭くするだけで、まったく得になることがありません。

ある程度の年齢になれば上下関係を気にする必要もありません。仕事をリタイアしてしまえば、職場の上下関係など気にしなくても普通に生活できます。知り合った相手がもともとはどんな職業だったかも関係ありません。**現役時代にどれほど社会的地位が上だったとしても、引退してしまえば誰とも同等なのです。**偉そうにふるまったところでみんなから嫌われて寂しく人生を終えるだけ。そうではなく、周囲の人たちとフラットに接してよりよい関係をつくることを心がけましょう。

高名な政治家や会社の社長が、カッとなって暴言を吐いて失脚してしまうというニュースを聞くことがよくあります。それを見て多くの人は「簡単に怒ってはいけないんだ」と思っているかもしれません。ところが、そのようなことは珍しいからニュースになるのであって、実際には怒りの感情を露わにしたせいで地位を失う人などそんなに多くいるわけではありません。

話は逆で、**日本では腹が立っているのにうまく怒ることのできない人のほうが圧倒的に多いように思います。怒ることで他人から嫌われるのが嫌だからといって、素直な感情のコントロールができなくなっているのです。**

周囲へ迷惑をかけることを気にしない

以前、私は『不安に負けない気持ちの整理術』という本を出したのですが、これはあまり売れませんでした。その一方で『感情的にならない本』という本はかなりのベストセラーになりました。どちらも気持ちをコントロールする方法を書いたものでしたが、多くの人たちは「感情的になってはいけない」との思いが強く、不安を感じることに対しては「怖いものだ」という認識が薄いのでしょう。

しかし、不安感情を持ちすぎると、うつになるかもしれません。「うつ病は心の風邪」といわれることがあります。「うつ病は風邪をひくのと同じくらいかかりやすく、誰でも発症する病気」という意味です。とりわけ老人性のうつは自殺を招きやすく、世界的にみても、うつ病患者の自殺率は高齢になるほど上がっていきます。

年をとると誰でも足腰が弱ったり、耳が遠くなったり、疲れやすくなったりします。やりたいことをやろうと思えば多少なりとも家族や周囲の人たちの手を借りなければなりません。その時に多くの日本人は、「迷惑をかけている」と罪悪感を抱きます。

日本で安楽死を望む人の多くは、その理由を「これ以上、家族に迷惑をかけたくないから」と言います。しかし**海外では、自分が病気などで苦しかったり、痛くてつらかったりという理由で安楽死を望むケースが大半で、「他人に迷惑をかけたくないから」という発想をする人はほとんどいません。**

「認知症になったらみんなに迷惑をかける」と考える人も多く、これが認知症への誤解を生み出す大きな原因にもなっています。現実には認知症患者の大半が、介護サービスを利用するなどして周りに迷惑をかけることなく暮らしているのですから、迷惑をかけることの心配などは不要です。超高齢社会になった日本だからこそ、そろそろ「周囲に迷惑をかけてはいけない」という倫理観から自由になってもいいのではないでしょうか。

健康常識

一人暮らしでの孤独死は悲惨

独居老人の孤独死の多くは「ピンピンコロリ」

人生を楽しむうえで、高齢者の思考を邪魔するのが孤独への恐れです。高齢になるとどうしても「一人ぼっちにはなりたくない」「孤独死したらどうしよう」といったことに悩む人が多くなります。

2019年の厚生労働省の統計によると、日本で一人暮らしをしている65歳以上の高齢者はおよそ736万9000人とされています。それだけ多くの人たちが全員不幸であるとは思えません。介護保険などさまざまな社会サービスを利用すれば、一人暮らしでもどうにかなるものです。

孤独死や認知症を必要以上に怖がるのは、テレビの影響が強いからだと考えられます。ニュース番組やワイドショーは視聴率を稼ぐために、視聴者が不安になるような出来事をわざわざ探し出してきて取り上げます。つまり、テレビは視聴者のためではなく、自分たちの都合でニュースを扱っているわけです。

そして単身の高齢者が大きな事件や事故を起こせば、高齢者の孤立や孤独の問題が大きく取り上げられます。しかし実際には、一人暮らしの高齢者全員が孤独感にさいなまれているわけではありません。

そもそも孤独死は本当に不幸なことなのでしょうか。

一人暮らしの高齢者が誰にも看取られず、亡くなって数日が経ってからようやく発見された——。そんなニュースが悲惨な出来事としてセンセーショナルに取り上げられることがあります。しかしよくよく考えてみれば、数日経ってから発見されるということは、死ぬ直前まで元気で、とくに心配されることがなかったから放置されていた可能性が高いのです。

在宅介護では3〜4割の家庭で虐待が

もしも要介護認定を受けた寝たきりの状態であれば、ほぼ例外なくなんらかの福祉サービスとつながっています。そして、体調が死ぬほど悪ければすぐに病院へ連れて行かれるでしょう。つまり、そうした状況で孤独死することは、なかなかないはずなのです。**孤独死したということは、自殺などを除けば、「ピンピンコロリ」が実現できたのだとも考えられます。**直前まで寝たきりにもならず、元気に生き、眠るように最期を迎える。これを理想と感じる人は多いはずです。

多くの人は、大家族で孫たちに囲まれて暮らすことが幸せだと考えるのでしょう。

しかし高齢者の自殺率は、一人暮らしよりも家族と同居する人のほうが高いというデータもあります。その理由には「介護や看護をさせて申し訳ない」「家族に迷惑をかけて心苦しい」といった心理状態があったのではないかと推察されます。

現在の日本で起こる殺人事件のうち、約5％は介護がきっかけだともいわれます。また**在宅介護をしている家族にアンケートをとると、30～40％くらいの人が「虐待をした経験がある」と答えています。**具体的にはどれぐらいのレベルの虐待かはわかりませんが、おそらく言葉による虐待や叩いたりつねったりという程度のことが多いのだろうと思います。

とはいえ、同じことが病院や高齢者施設で起きれば激しく批判されるに違いなく、家庭内ではそれと同じことがかなりの頻度で起こっているのです。

もちろん一人暮らしの孤独が原因でうつになり、それで自殺する人もいます。しかしその一方で、**自分にとって居心地のいい空間をつくりあげ、近所の人と交流しながら満ち足りた毎日を送っている一人暮らしの人もいます。**

一人暮らしと大家族、どちらも一長一短があるわけで、結局のところ幸せになるか不幸になるかは、人それぞれの考え方や物事の捉え方次第になりそうです。

健康常識

病老死は怖い

不安を先回りして準備しておく

多くの人は年齢を重ねるにつれて、老いに対しての不安や心配事が増えてくるものです。とくに日本人は先々の不安を感じやすい傾向があるように思います。

私がこれまでに多くの高齢者の診察をしてきたなかだと、先々の不安についての悩みを直接聞くことは、あまりありませんでした。しかし直接に語らずとも、多くの人が心配事を抱えていることはわかります。患者のみなさんがそれを口にしないのは、不安感情には人の行動を制限してしまう性質があるからです。不安を強く感じすぎると思考がゆがんで、何事においても縮こまって生活していくことになり、やがて人生そのものがとてもつらく苦しいものになってしまいます。

日本人は伝統的に我慢を美徳とするところがあるせいなのか、心の問題についても「自分の気持ち一つでなんとかなる」といったように、メンタルヘルスを軽視しがちです。不安感情を胸にしまい込んで、押し殺そうとするのです。

そして、もしも不安や心配事を相談したいとなった場合も問題があります。今の多くの日本の病院では病名がついてないと保険診療を受けることができませんから、老いや老後の不安を解消したくても、そのために医者に相談したり、診察を受けたりすることが難しいのです。

不安感が保険診療の対象にならないのであれば、自費診療でシニア向けのクリニックへ行けばいいのかというと、それも簡単ではありません。そうしたクリニックの多くは若返りと老化予防を目的としたアンチエイジング治療を中心にしていて、やはり不安や心配事についての相談はなかなかできません。

先々の不安を解消するためのシミュレーションを

そうとなれば自分でなんとかしなければなりません。不安を少しでも解消する方法としては、実際に起こり得ることを事前に予測しておくことが有効です。

不安感は自分が知らないことや経験したことがないことに対して起こります。だったらその不安の正体を突き止めたうえで、シミュレーションによる疑似体験をしてみればいいのです。**実際に起こるか起こらないか、誰にもわからないことを不安がるのではなく、なってしまうことを前提として、あらかじめ解決策を用意しておくことで、先々の不安はかなり軽減されるでしょう。**

「がんになったらどうしよう」と不安に感じる人は、実際にがんになった時、どこの病院でどんな治療を受けるかといったことをなるべく具体的に考えておく。「認知症になったらどうしよう」という人は、そうなる前に介護保険を受給するための準備などをしておく。**尿漏れなどの排泄コントロールに不安を覚えたなら、実際に紙パンツを利用してみればいい経験になります。**

「紙パンツの世話にはなりたくない」と意地を張る人はかなり多くいて、その気持ちはわかります。それでも実際に履いてしまえば不安やストレスから解放されて、外出時も安心できるでしょう。最近の紙パンツは薄くて性能もいいので、外から見てもまったく気づかれないですし、履き心地も悪くはありません。無理に排尿をガマンするよりも、症状を受け入れて上手な付き合いを始めてみてください。

実際のところ、がんにかかるのか、認知症が進行するのかなどは誰にもわかりません。これまでに多くの不安を抱える高齢者を診てきたなかでの私なりの解決策は、「なるようにしかならないのだから先々のことを不安がらなくていい」ということです。**先のことは誰にもわからないのだから、そこで悩むよりも今を楽しむことを考えたほうが身体にも脳にもいいのです。**何事にも頭を柔らかくして、「なるようにしかならない」の精神で、元気に長生きすることを目指しましょう。

健康常識

終活はいいこと

衰えを意識すれば、どんどん老化が進むばかり

日本で100歳オーバーの人は、2023年9月15日時点で9万2139人いらっしゃいます。前年よりも1613人が増えたそうで、この先もどんどん増えていくのでしょう。

そんななか、最近では「終活」という言葉をよく耳にします。しかしこれは**生きる気力を失くすような、精神医学的に見てもよくない言葉だと思います。**

「70代になったらそろそろ終活をしたほうがいい」などと言うのですが、人生100年時代といわれる今、まだそこから20年以上も生きるかもしれないのです。20年間も死ぬことを考えながら生きるなんて、まったく健康的ではありません。「80歳、90歳になれば遺言もキチンと書けないから」などと、ボケたり病気で寝たきりになって、何もできなくなることを前提にしているのもどうかと思います。

終活などは必要ありません。**個人的には高額の墓を建てることも疑問に思います。**

実際のところ三代前の祖先のお墓参りをしている人はいったいどれほどいるでしょう。自分が死んでからのことを考えてもせいぜい孫ぐらいは墓に手を合わせてくれるかもしれませんが、その後にどうなるか、わかったものではありません。そもそも孫ができるかどうかもわからない時代です。その程度のものに高いお金をかけることに、あまり意味があるようには思えません。

終活といわれる事柄のなかでも、介護の手続きを進めておくのは、自分が要介護になった時にいくらかでも快適に過ごすための準備なので、必要に応じてやっておくべきことだと思います。しかし、財産分与だとか葬式の準備などは、自分の心を衰えさせるばかりです。そんなことよりも、今現在の自分にお金をかけてください。

「できないこと」を面白がり、楽しむ

70代ともなると、少なからず老いを感じるものですが、その時に「50代、60代の時はもっとできていたのに」と悔やんだり、「これからますます衰えていく一方だ」と先のことを悲観したりすれば、さらに気力が失せて老け込んでしまいます。

老いを感じた時に大切なのは、「できないことを悔やむ」のではなく、それを新しい体験として「面白がり、楽しむ」ことです。何か作業する時も、かつてのようにテキパキとはできない。そのことを悲しむのではなく「以前みたいにうまくできる方法はないか」「せめて今ぐらいの能力を維持するにはどうしたらいいか」と楽

しんで挑戦してみれば、新たな発見もあるでしょう。引退すれば時間はたっぷりあるので、今までやりたくてもできなかったことに挑戦できる絶好のチャンスだと考えてください。毎日が実験だと思えば失敗すらも楽しくなります。

残りの人生であと何百回、何千回と実験ができるのだから、それだけ多くの幸せな気分を味わえるのです。70代のうちに、いろいろなことを諦めずに続けることができれば、80代になってさらに老いが進んでも楽しみを失わずに済みます。**「もう年だから」と諦めずに、チャレンジを続けることが大切です。**

すべての人に共通するのは「やがて死んでいく」ということで、いくら人生100年といっても、死だけは避けようがありません。死に至るまでには2つの道があります。一つは、最期に「いい人生だった。ありがとう」と満足しながら死んでいく「幸せな道」。もう一つは、「あの時にこうすればよかった」と後悔しながら死んでいく「不満足な道」です。どちらの道を選びたいかは聞くまでもないでしょう。

では**満足しながら死んでいくために大切なことは何か。突き詰めるとたった一つ。老いを受け入れて、今できることを大事にするという考え方です。**

これが「幸せな晩年」と「不満足な晩年」の分れ目になるのだろうと思います。

健康常識

老後に備えて無駄遣いをしない

外出してお金を遣うほうが健康寿命は延びる

高齢者にとって遊ぶことは大事ですが、これは一日中ぼやっとスマホをいじっているとか、ぐうたらに過ごすという意味での「遊ぶ」ではありません。定年になって、子どもも手を離れて、自分の時間ができた時にそんな調子で過ごすのは非常にもったいない。**遊びといっても何かに本気で没頭することが大切です。**

残念なことに年をとればとるほど、**明日にも突然に脳卒中や心筋梗塞で死んでしまう確率は高くなります。だからこそ、今の幸せを一番に考えるべきなのです。**

高齢者といわれる年齢になっても、まだまだ自分は未完成でのびしろが残っている。そのように考えて、自分の可能性を狭めたりエネルギーを抑えたりすることなく、高齢期を楽しみながら意欲的に成長していきたいものです。

たとえば、好奇心に従って勉強するというのはとてもいい時間の使い方だと思います。若い頃のような受験や就職のための勉強ではなく、時間をかけて知りたいことを探求する。そういった勉強は、自分へのチャレンジという意味でも刺激的です。

私が大学で臨床心理の教員を務めていた時に大学院を受け持っていたのですが、そこでは年に2~3人、定年退職後のビジネスマンが入ってきました。彼らは修了後には臨床心理士の資格試験にまでチャレンジしていました。決して授業料は安くありませんが、挑戦する価値は大いにあると思います。

趣味に入れ込むと、「年寄りくさい」とか、逆に「若者気取り」などと皮肉を言われることもありますが気にすることはありません。高齢者は長年の経験から自分なりの感性で本当によいものに反応しているのだから、それがわからない者が未熟だと思えばいいのです。よいものは年齢を重ねたからこそわかります。若い頃はチェーン店の牛丼を食べても満足できたでしょうが、人生経験を重ねて本当においしいものを食べ慣れると、「おいしい」の基準は上がっていきます。

ですから、今の自分の感覚を信じて、お金に糸目をつけることなく「本物」のグルメや芸術に触れ、高齢者ならではの感性を十分に満たしてあげてください。

「若者の感性がわからない」のは衰えではない

「年寄りには若者の感性がわからない」などと言うのはまったくの本末転倒な話で、テレビなどで目にするコンテンツを楽しめなかったとしても、「感性が衰えたのではないか」と悲観する必要はありません。**高齢者が感動できる景色や料理、芸こそ**

が本物なのだと、逆に誇るぐらいの気持ちでさまざまなものを楽しんでください。

「高齢者は医療費や介護費を食い潰す社会の害悪」などと言われることがあります。

「超高齢社会の解決策として、高齢者は集団自決せよ」などと乱暴な意見を言う人間が堂々とテレビに出続けています。「ＬＧＢＴは集団自決せよ」などと言えば間違いなくテレビから追放されるでしょうが、高齢者相手なら平気なのです。

しかし**高齢者の医療費を高騰させているのは、不要な薬を大量に服用させる医者たちのほうです。やらなくてもいい手術で身体を弱らせ、ヨボヨボの老後を送らせるのも医療機関のせいなのです。高齢者を叩く前に、大学病院の教授たちをはじめとする医療業界の体質にメスを入れるべきでしょう。**

今の高齢者たちは人口が多く、長く働いてきて、その結果たくさんの税金を納めてきました。現在の社会インフラの多くは今の高齢者たちによってつくられたものだと言ってもいいでしょう。だからといって威張る必要はありませんが、遠慮する必要もありません。多くの年金をもらっているといっても、そのお金を使うことで資本主義社会における「消費者」という重要な役割も担っているのですから、「社会の迷惑になっている」などと考えずに、堂々と元気に生きていけばいいのです。

和田秀樹（わだ・ひでき）

1960年、大阪府生まれ。精神科医。和田秀樹こころと体のクリニック院長。東京大学医学部卒業後、東京大学医学部附属病院精神神経科助手、米国カール・メニンガー精神医学校国際フェロー、浴風会病院精神科医師などを経て現職。高齢者専門の精神科医として30年以上にわたって高齢者医療の現場に携わる。著書に『70歳が老化の分かれ道』（詩想社新書）、『80歳の壁』（幻冬舎新書）、『60歳からはやりたい放題』（扶桑社新書）、『老いたら好きに生きる』（毎日新聞出版）など多数。

「健康常識」という大嘘

2024年3月7日　第1刷発行

著　者　和田秀樹
発行人　関川 誠
発行所　株式会社 宝島社
〒102－8388　東京都千代田区一番町25番地
電話（営業）03－3234－4621
（編集）03－3239－0927
https://tkj.jp
印刷・製本　サンケイ総合印刷株式会社

ISBN 978-4-299-05187-5